Rohan Gawali

Oceano da artéria braquial

Rohan Gawali

Oceano da artéria braquial

padrão de ramificação e variações

ScienciaScripts

Imprint

Cover image: www.ingimage.com

This book is a translation from the original published under ISBN 978-620-6-84603-1.

Publisher:
Sciencia Scripts
is a trademark of
Dodo Books Indian Ocean Ltd. and OmniScriptum S.R.L publishing group

120 High Road, East Finchley, London, N2 9ED, United Kingdom
Str. Armeneasca 28/1, office 1, Chisinau MD-2012, Republic of Moldova, Europe
Printed at: see last page
ISBN: 978-620-7-63588-7

Conteúdo

1 INTRODUÇÃO

INTRODUÇÃO

A palavra "Braquial" deriva da palavra grega "Brachion" que significa mais curto; brachium também significa braço.

O suprimento arterial do membro superior é mantido principalmente pela artéria braquial e seus ramos. A artéria braquial começa como a continuação da artéria axilar na borda distal do redondo maior. Termina por se dividir nas artérias radial e ulnar na fossa cubital ao nível do colo do rádio.

A artéria braquial tem numerosas anastomoses importantes com as partes proximais das artérias radial e ulnar, assegurando a circulação sanguínea em caso de perturbação do fluxo sanguíneo durante a flexão do cotovelo.

A artéria braquial é um importante conduto arterial do ponto de vista clínico e, com base no estudo anatómico, podem ser propostas novas abordagens diagnósticas e terapêuticas. O conhecimento do padrão de ramificação da artéria braquial e das suas variações é importante para cirurgiões, ortopedistas, médicos, radiologistas e intervencionistas.

A inserção percutânea de balão intra-aórtico (BIA) através da artéria braquial demonstrou ser eficaz e segura em doentes com doença vascular submetidos a cirurgia de bypass da artéria coronária. [1]

A artéria radial é atualmente considerada como o local habitual de acesso vascular para angiografia coronária ou angioplastia.[2] A anatomia da artéria deve ser confirmada atempadamente para reduzir a incidência de lesões iatrogénicas. Uma artéria braquial tortuosa superficial anormal pode ser confundida com a veia basílica durante a canulação.[3]

As variações arteriais tornam a artéria vulnerável a danos durante procedimentos cirúrgicos comuns. Durante a punção venosa da veia cubital mediana, a artéria ulnar superficial pode ser penetrada. A injeção intra-arterial de fármacos leva à amputação do antebraço ou do dedo.[3]

A artéria braquial é também utilizada na previsão da reestenose coronária tardia (ISR). Os estudos mostraram que o comprometimento da dilatação mediada por fluxo (FMD) da artéria braquial está associado à perda tardia de diâmetro e ISR após implante de stent em artérias coronárias nativas. A associação foi independente de variáveis clínicas e angiográficas conhecidas por estarem relacionadas com ISR. Assim, a função vasomotora endotelial numa artéria sistémica pode estar ligada de forma importante ao processo fisiopatológico da ISR. Foi previamente demonstrado que o óxido nítrico derivado do endotélio suprime a proliferação do músculo liso, levando à inibição da hiperplasia intimal após lesão vascular em modelos animais.[4,5]

A presença de um padrão arterial do tipo superficial-braquio-ulno-radial tem um enorme significado clínico, uma vez que a sua presença pode facilitar um retalho cutâneo que pode ser utilizado em várias cirurgias plásticas e reconstrutivas.[6]

Radiograficamente, a presença da artéria ulnar superficial pode levar a uma interpretação incorrecta do quadro angiográfico incompleto, pelo que é importante saber se um doente tem ou não uma artéria ulnar superficial no antebraço.[7]

As variações na origem e no trajeto das principais artérias das extremidades superiores têm merecido a atenção de anatomistas e cirurgiões. O conhecimento exato da relação e do trajeto destas artérias e dos seus padrões de variação é de considerável importância no contexto da cirurgia reparadora do braço, antebraço e mão. O conhecimento da variação arterial deve ser considerado essencial em determinados procedimentos cirúrgicos nas extremidades superiores.[8]

Os procedimentos diagnósticos e terapêuticos endovasculares são geralmente realizados através da artéria femoral. No entanto, quando o acesso à artéria femoral é difícil ou contraindicado, nesses casos podem ser utilizados outros vasos, incluindo a artéria braquial.[9]

A artéria braquial é também uma opção de escolha no tratamento da insuficiência renal crónica (IRC) para diálise através da realização de uma fístula autógena e são a primeira escolha do tratamento para diálise, porque duram mais tempo e necessitam de menos manutenção. A fístula artéria braquial-veia braquial é uma opção viável para o acesso à hemodiálise.[10]

A punção da artéria braquial, quando corretamente efectuada, é uma via alternativa segura e fiável para a obtenção de sangue arterial para análise de gases.[11]

Por conseguinte, o estudo pormenorizado do padrão de ramificação e das variações da artéria braquial ajudará a compreender melhor o assunto e, assim, a prevenir e evitar possíveis complicações e a obter melhores resultados após as operações, bem como para intervenções terapêuticas e de diagnóstico.

O presente estudo tem como objetivo observar a origem, o trajeto, o padrão de ramificação e as variações da artéria braquial e as respectivas medições em cadáveres humanos.

2 FINALIDADE E OBJECTIVOS

FINALIDADE E OBJECTIVOS

AIM

O objetivo do estudo é medir as dimensões da artéria braquial e dos seus ramos e observar as eventuais variações.

OBJECTIVOS

Para medir

o comprimento da artéria braquial desde a sua origem até à sua terminação

A) da origem à linha interepicondilar

B) da linha interepicondilar à terminação

- a distância entre a margem medial da artéria braquial e o epicôndilo medial do úmero, ao longo da linha interepicondilar
- a distância entre a margem lateral da artéria braquial ao longo da e o epicôndilo lateral do úmero ao longo da linha interepicondilar
- a distância entre a origem da artéria braquial e a origem da artéria braquial profunda
- a distância entre a origem da artéria braquial e a origem da artéria colateral ulnar superior
- a distância entre a origem da artéria braquial e a origem da artéria colateral ulnar inferior
- o diâmetro da artéria braquial na sua origem
- o diâmetro da artéria braquial na sua terminação
- o diâmetro da artéria braquial profunda na sua origem
- o diâmetro da artéria radial na sua origem
- o diâmetro da artéria tulnar na sua origem

Registar as eventuais variações

3 REVISÃO DA LITERATURA

REVISÃO DA LITERATURA

Artéria braquial

A artéria braquial, uma continuação da artéria axilar, começa na borda distal do tendão do redondo maior e termina cerca de um centímetro distal à articulação do cotovelo (ao nível do colo do rádio), dividindo-se em artérias radial e ulnar. Inicialmente é medial ao úmero, mas gradualmente espiraliza anteriormente a ele e depois situa-se a meio caminho entre os côndilos umerais. A sua pulsação pode ser sentida medialmente ao tendão do bíceps braquial.

Ramos:

Os ramos da artéria braquial são os seguintes

1. Artéria braquial profunda
2. Artéria nutritiva do úmero
3. Artéria colateral ulnar superior
4. Colateral ulnar média
5. Colateral ulnar inferior
6. Ramos musculares
7. Ramo deltoide (ascendente)
8. Ramos terminais - artéria radial e artéria ulnar.[12] (Fig.1)

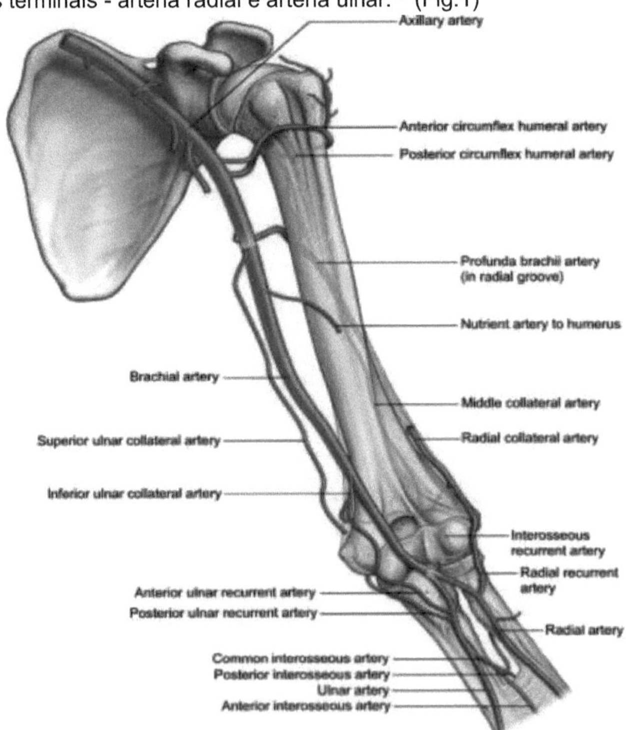

Fig. 1: Ilustração da artéria braquial e dos seus ramos

(Retirado de Gray's Anatomy- 40th edition, Fig. no. 47.6 e pp. 827)

Em 2013, Vatsala AR[13] et al. efectuaram um estudo em 54 membros superiores de ambos os sexos de cadáveres humanos adultos embalsamados. O objetivo era estudar a origem, o trajeto e o padrão de ramificação da artéria braquial. Foram registadas as seguintes variações:

1) Artéria braquial superficial (ABS): A artéria braquial corria à frente e não atrás do nervo mediano e, ao nível do cotovelo, bifurcava-se nas artérias radial e ulnar. A SBA originava-se da terceira parte da artéria axilar acima do músculo redondo maior. Foi encontrada em 1 espécime isoladamente e com a artéria braquial profunda em 6 espécimes.

2) Artéria braquial profunda (ABP): A artéria braquial corria atrás do nervo mediano, coexistindo com uma artéria braquial superficial. A ADB tem origem na terceira parte da artéria axilar, acima do músculo redondo maior. Foi encontrada juntamente com a SBA em 6 espécimes.

3) Artéria braquiorradial (BR): A artéria radial com uma origem alta. A artéria atravessa superficialmente o nervo mediano ao longo do braço e dá origem a ramos da artéria braquial. A artéria BR tem origem na artéria axilar, no terço superior da artéria braquial, no terço médio da artéria braquial ou no terço inferior da artéria braquial.

4) Artéria ulnar superficial (AUS): A artéria ulnar com uma origem alta, e que corre sobre os músculos flexores superficiais do antebraço. A AUE tem origem na artéria axilar, no terço superior da artéria braquial ou no terço inferior da artéria braquial.

A artéria BR e a AUS foram encontradas em 4 espécimes. Em 2 espécimes, ambas tiveram origem na terceira parte da artéria axilar e noutras 2 tiveram origem no terço superior da artéria braquial.

5) Artéria radial superficial (ARS): Artéria radial de origem normal que, ao nível do pulso, atravessa os tendões que definem a caixa de rapé.

6) Artéria braquial acessória (ABA): Esta artéria origina-se acima do nível do cotovelo a partir do terço superior da artéria braquial. Atravessava anteriormente o nervo mediano para se juntar novamente à artéria braquial proximal ao cotovelo, antes da sua divisão em artérias ulnar e radial.

Também descobriram que a artéria braquial teve origem na artéria axilar acima do redondo maior em 9 espécimes. A artéria braquial profunda teve origem na artéria braquial em 29 espécimes, no tronco comum em 16 espécimes, na artéria braquial profunda em 5 espécimes, na artéria braquiorradial em 2 espécimes e na artéria axilar em 1 espécime. Em 1 espécime, duas artérias braquiais profundas tiveram origem na artéria braquial profunda.

Vandana R[14] et al., em 2012, efectuaram um estudo em 60 espécimes do membro superior para conhecer a variação no curso e no padrão de ramificação da artéria braquial. De 60, 20 espécimes mostraram variações como se segue:

1) A trifurcação da artéria braquial foi observada em 2 espécimes nos quais as artérias braquiais terminavam na fossa cubital em artérias radiais, ulnares e recorrentes radiais

2) Foi observada uma divisão elevada da artéria braquial em 3 espécimes em que a artéria braquial se bifurcava no terço proximal do braço em artéria radial e ulnar. A bifurcação superior da artéria braquial é o local mais comum de embolia e uma bifurcação elevada resultaria numa isquémia maior do que a esperada.

3) A origem da artéria braquial profunda em comum com a artéria umeral circunflexa posterior foi observada em 2 espécimes.

4) A artéria colateral ulnar inferior foi observada cruzando superficialmente o nervo mediano em 2 espécimes.

5) A origem alta da artéria radial (AOR) foi observada em 5 espécimes. Tinha origem no 1/3 proximal[rd] da artéria braquial, percorrendo superficialmente o braço, cruzando superficialmente o nervo mediano no meio do braço e seguindo o seu curso normal no antebraço.

6) A artéria braquial superficial foi observada em apenas 1 espécime. Surgiu do terço proximal da artéria braquial, percorrendo superficialmente o braço logo abaixo da fáscia braquial e dividindo-se em artérias radial e ulnar na fossa cubital. A artéria braquial profunda continuava como artéria interóssea comum e dividia-se em artérias interósseas anterior e posterior na fossa cubital. A presente anomalia pode ser explicada pela persistência de vasos embriológicos, que pode ser devida à persistência hemodinâmica do sistema superficial sobre o sistema profundo na origem da artéria braquial superficial.

7) A artéria braquial tortuosa foi observada em 4 casos.

Sawant SP[15] em 2013 realizou um estudo em 100 cadáveres embalsamados (90 homens e 10 mulheres) para descobrir o nível de terminação da artéria braquial. O autor descobriu que a terminação de alto nível da artéria braquial estava em 54 espécimes. A artéria braquial bifurcou-se na axila em 6 espécimes. A artéria braquial bifurcou-se na parte superior do braço em 12 espécimes, na parte média do braço em 8 espécimes e a artéria braquial bifurcou-se acima da fossa cubital na parte inferior do braço em 22 espécimes. A artéria braquial trifurca-se em 6 exemplares. A artéria radial dava origem à artéria interóssea comum na fossa cubital, que terminava em artérias interósseas anterior e posterior num espécime. O trajeto posterior da artéria radial era normal. A variante da artéria ulnar deslocava-se para baixo e cruzava o nervo mediano anteriormente na fossa cubital e deslocava-se obliquamente superficialmente aos músculos flexores superficiais até atingir o nervo ulnar num espécime. O trajeto posterior da artéria ulnar era normal. Todas as variações eram unilaterais.

Hee-Jun Yang[16] et al., em 2008, dissecaram 154 cadáveres coreanos (94 homens e 60 mulheres) com o objetivo de descobrir variações na artéria braquial superficial (ABS). Foram encontradas ASBs emergindo da artéria axilar em 37 espécimes. A ocorrência unilateral foi observada em 16 cadáveres e a bilateral em 10 cadáveres. As SBAs foram classificadas em três tipos, como segue,

Tipo I: a SBA bifurcou-se nas artérias radial e ulnar na fossa cubital. A artéria axilar tornou-se a artéria braquial (definitiva) para terminar como um ramo colateral à volta do cotovelo.

O SBA de tipo I foi dividido em três subtipos,

Tipo Ia: o SBA emergiu proximal ao tronco da artéria subescapular, artéria circunflexa umeral anterior e artéria circunflexa umeral posterior

Tipo Ib: a ASB surgiu da artéria axilar distal ao tronco da artéria subescapular, proximal aos troncos das artérias circunflexas umerais. Neste tipo, a artéria subescapular surgiu da segunda parte da artéria axilar e não da terceira.

Tipo Ic: o SBA surgiu após o aparecimento direto da artéria toracodorsal a partir da segunda parte da artéria axilar. A artéria escapular circunflexa surgiu da terceira parte da artéria axilar, distal ao tronco da ASB. (Fig. 2)

As proporções do tipo Ia, Ib e Ic foram de 54,2%, 33,3% e 12,0% do total do tipo I, respetivamente.

A SBA tipo II foi encontrada em sete espécimes. Esta artéria continuava como artéria radial depois de se ramificar em ramos musculares para os músculos bíceps braquial e braquial. (Fig. 3)

No SBA tipo III, a artéria braquial superficial delgada fornecia a musculatura do braço e terminava no braço. Foi encontrada em três espécimes. (Fig. 4)

Rodriguez-Niedenfuhr M.[17] et al., em 2003, realizaram um estudo com o objetivo de apresentar uma panorâmica dos estudos mais recentes sobre a morfologia dos padrões arteriais em adultos humanos e incluíram também os resultados de uma nova amostra de 48 cadáveres, formando uma amostra global de 240 (480 braços). Os

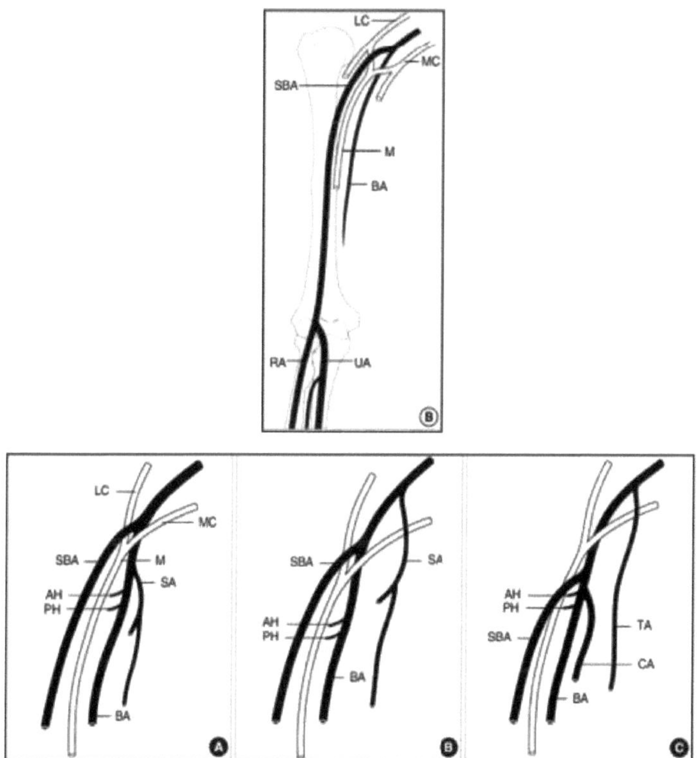

Fig.2: Ilustração mostrando as artérias braquiais superficiais dos tipos I, Ia, Ib e Ic. (Retirado do artigo n.º 16 Fig. n.º 1 e 2)

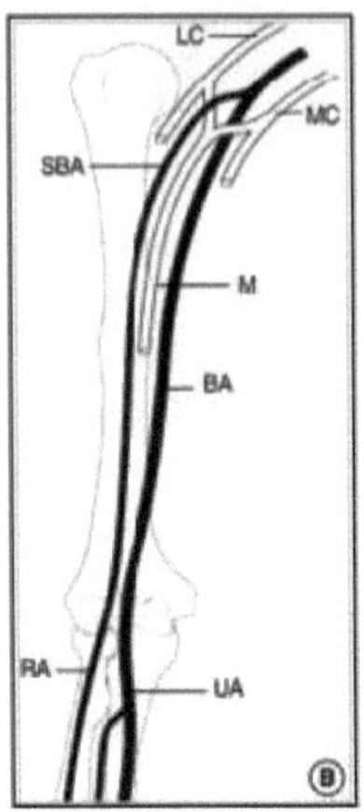

Fig.3: Ilustração mostrando a artéria braquial superficial tipo II (Retirado do artigo nº 16 Fig. nº 3)

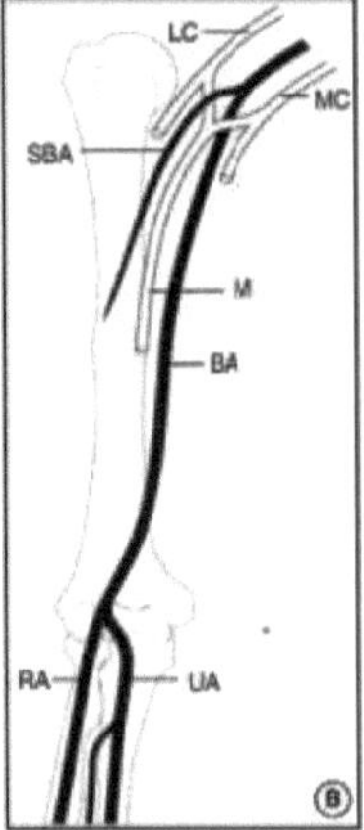

Fig.4: Ilustração mostrando a artéria braquial superficial tipo III (Retirado do artigo nº 16 Fig. nº 4)

Também foram revistas as teorias embriológicas sobre o desenvolvimento do padrão arterial e suas variações. As variações arteriais observadas neste estudo são as seguintes,

1. Variações localizadas exclusivamente no braço: Artéria braquial superficial e artéria braquial acessória com incidências de 4,8% (23/480) e 0,2% (1/480) respetivamente.

2. Variações arteriais localizadas ao longo do braço e do antebraço: Artéria braquioradial, artéria braquioradial superficial, artéria braquioulnar, artéria braquioulnar superficial, artéria braquioulnoradial superficial, artéria braquiomediana superficial e artéria braquiointeróssea com incidências de 14.2% (68/480), 0,2% (1/480), 0,2% (1/480), 3,75% (18/480), 0,6% (3/480), 0,2% (1/480), 0,2% (1/480), 0,2% (1/480), respetivamente.

3. Variações arteriais localizadas exclusivamente no antebraço: Artéria mediana

(padrão palmar) 12% (29/240), artéria mediana superficial 0,2% (1/480), artéria radial superficial 0,4% (2/480), artéria radial ausente 0,2% (1/480), artéria ulnar ausente 0,2% (1/480).

Com base nos resultados, propuseram a seguinte teoria O padrão arterial do membro superior desenvolveu-se a partir de um plexo capilar inicial por uma diferenciação proximal para distal (no antebraço com uma polaridade póstero-anterior) devido à manutenção, alargamento e diferenciação de determinados vasos capilares e à regressão de outros. Sugeriu-se que a persistência, o alargamento e a diferenciação dos capilares que formam o plexo capilar inicial, que seria

Teoria antiga

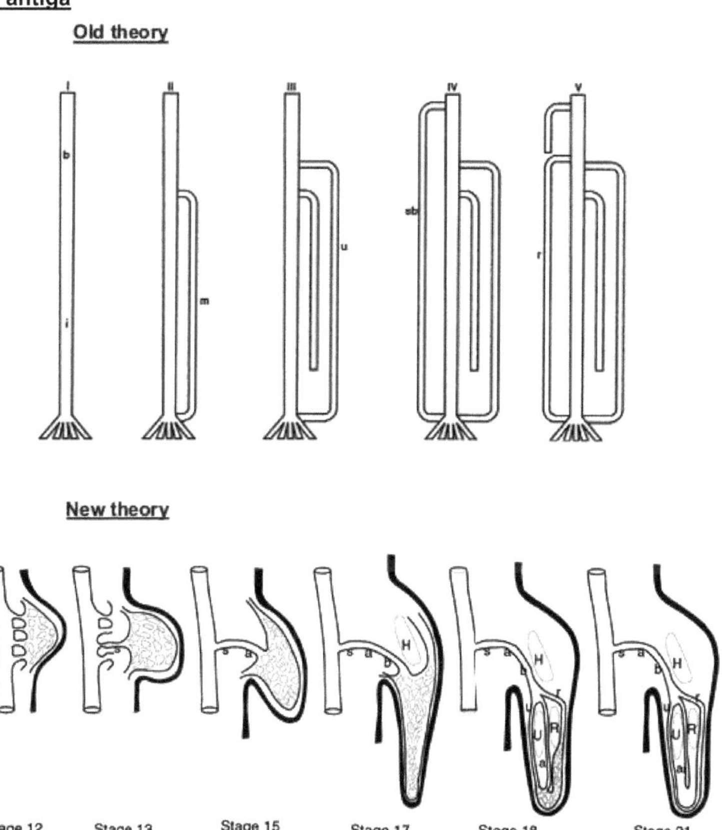

Nova teoria

Fig.5: Ilustração que mostra a comparação das teorias propostas sobre o desenvolvimento dos padrões arteriais no membro superior humano (artéria s-subclávia, artéria a-axilar, artéria b-braquial, artéria r-radial, artéria u-ulnar, ai-interósseo anterior, H-humeral, U-ulna, R-radius, m-mediana, sb-braquial superficial) (Retirado do artigo n.º 17 Fig. n.º 1)

normalmente permanecem num estado capilar ou até regridem. Este facto deu origem a variações arteriais do padrão arterial definitivo, em vez do surgimento de vasos aberrantes. (Fig. 5)

Em 2012, Gupta J.[18] et al. realizaram um estudo em 20 cadáveres, independentemente do sexo, com o objetivo de medir o comprimento da artéria braquial e observar o nível de bifurcação da artéria braquial. O comprimento da artéria braquial variou de 8,6 cm a 24,4 cm. A artéria braquial de segmento curto e a sua terminação variante sob a forma de bifurcação alta foram observadas em 2 espécimes. O comprimento da artéria braquial do segmento curto foi de 8,6 cm num espécime e de 12,2 cm num espécime.

Patnaik VVG[19] et al. em 2001 relataram um caso de bifurcação da artéria axilar na sua 3ª parte em artéria radial e artéria braquio ulnar. Discutiram a base embriológica das variações da seguinte forma:

Arey é da opinião que os vasos sanguíneos anómalos podem dever-se (i) à escolha de caminhos invulgares nos plexos vasculares primitivos, (ii) à persistência de vasos normalmente obliterados, (iii) ao desaparecimento de vasos normalmente retidos (iv) ao desenvolvimento incompleto e (v) a fusões e absorção das partes normalmente distintas. A base ontogénica das variações foi explicada com base no estadiamento de Singer do desenvolvimento da artéria braquial, segundo o qual esta se desenvolve nas 5 fases seguintes:

Fase I:

Originalmente, a artéria subclávia estende-se até ao pulso, onde termina por se dividir em ramos terminais para os dedos. A porção distal da artéria torna-se a artéria interóssea do adulto.

Fase II:

A artéria mediana nasce da artéria interóssea e torna-se maior enquanto

A artéria interóssea sofre posteriormente uma retrogressão. Durante este processo, a artéria mediana funde-se com a porção inferior da artéria interóssea e acaba por formar o canal principal para os ramos digitais, tornando-se a principal artéria do antebraço.

Fase III:

Em embriões de 18 mm, a artéria ulnar surge da artéria braquial e une-se distalmente com a artéria mediana para formar o arco palmar superficial. Os ramos digitais surgem a partir deste arco.

Fase IV:

No embrião de 21 mm de comprimento, a artéria braquial superficial desenvolve-se na região axilar e atravessa a superfície medial do braço e corre diagonalmente do lado ulnar para o lado radial do antebraço até à superfície posterior do pulso. Aí divide-se sobre o carpo em ramos para o dorso do polegar e do indicador.

Fase V:

Finalmente, ocorrem três mudanças. Quando o embrião atinge o comprimento de 23 mm, a artéria mediana sofre uma retrogressão, tornando-se numa pequena estrutura delgada, agora conhecida como arteria comitans nervi mediani. A artéria braquial superficial dá origem a um ramo distal que se anastomosa com o arco palmar superficial já presente. No cotovelo, um ramo anastomótico entre a artéria braquial e a artéria braquial superficial torna-se suficientemente alargado para se formar com a porção distal desta última, a artéria radial, como artéria principal do antebraço; a

porção proximal da artéria braquial superficial atrofia correspondentemente.
Patnaik VVG[20] et al., em 2002, efectuaram um estudo em 50 membros superiores para determinar o padrão de ramificação da artéria. Verificou-se que a artéria braquial tinha 26,29 cm de comprimento e dividia-se nos seus ramos terminais 2,99 cm distalmente à linha intercondilar. Esta artéria apresentou variações em 26% dos casos. Estas foram observadas sob a forma de presença de artéria braquial superficial, diferentes tipos de origem da artéria braquial profunda e artérias colaterais ulnares superior e inferior. Observaram também que a artéria braquial se trifurcava em artérias radial, ulnar e recorrente radial.
Ciervo A.[21] et al. em 2001 relataram um caso de regressão da artéria braquial. A artéria braquial estava ausente abaixo de sua origem e se reconstituiu como uma artéria braquial de aparência normal 3 cm acima da fossa antecubital. Nem a artéria braquial profunda, nem as artérias colaterais ulnar superior e inferior estavam presentes neste paciente. A artéria axilar servia como principal colateral para o antebraço. A falha no desenvolvimento ou a paragem de uma determinada anlage vascular na extremidade superior ocorre em determinadas fases embriológicas devido a factores desconhecidos.
Arnold JM[22] et al., em 1991, estudaram 45 doentes com uma vasta gama de gravidade clínica de insuficiência cardíaca congestiva (ICC) e compararam as medições não invasivas do diâmetro da artéria braquial, fluxo e velocidade da onda de pulso com 22 controlos normais de idade semelhante. Na ICC, a pressão arterial média era mais baixa do que nos controlos (85 +/- 1 versus 93 +/- 2 mm Hg, p inferior a 0,001), tal como o diâmetro da artéria braquial (4,07 +/- 0,10 versus 4,53 +/- 0,09 mm, p inferior a 0,001), o fluxo (40.9 +/- 4,1 versus 70,9 +/- 11,5 ml.min-1, p menor que 0,02), complacência (1,29 +/- 0,12 versus 2,00 +/- 0,18 cm4.dyne-1,10(-7), p menor que 0,002) e condutância (0,49 +/- 0,05 versus 0,76 +/- 0,13 unidades, p = 0,06). A resistência vascular dos membros (40,2 +/- 5,0 versus 20,5 +/- 3,1 unidades, p inferior a 0,001) e a velocidade da onda de pulso (10,6 +/- 0,5 versus 9,2 +/- 0,4 m.seg-1, p inferior a 0,03) foram superiores às dos controlos. O diâmetro da artéria braquial foi progressivamente inferior ao dos controlos à medida que a gravidade da ICC aumentava (classe II da New York Heart Association, 4,47 +/- 0,23 mm, p = NS; classe III, 4,05 +/- 0,10 mm, p inferior a 0,05; classe IV, 3,71 +/- 0,28 mm, p inferior a 0,05). Alterações semelhantes foram observadas para a complacência arterial (classe II, 1,76 +/- 0,32 cm4.dyne-1,10(-7), p = NS; classe III, 1,21 +/0,13 cm4.dyne-1,10(-7), p menos de 0,05; classe IV, 0,95 +/- 0,10 cm4.dyne-1,10(-7), p menos de 0,05). Embora se pudesse esperar que a pressão e o fluxo arteriais mais baixos reduzissem passivamente o diâmetro arterial, isso estaria associado a uma velocidade de onda de pulso reduzida e a uma melhor complacência arterial, mas o oposto foi observado. As diferenças na função das grandes artérias não foram provavelmente causadas apenas pela aterosclerose subjacente, porque os doentes com cardiomiopatia dilatada e os doentes com cardiopatia isquémica do mesmo sexo, idade, fração de ejeção do ventrículo esquerdo e duração do exercício em passadeira tiveram alterações semelhantes na função das grandes artérias.
Avdar S.C.[23] et al. em 2000 relataram um caso em que a terceira parte da artéria axilar se dividiu unilateralmente em dois troncos arteriais principais, denominados de

acordo com a sua localização como artéria braquial profunda e artéria braquial superficial (artéria braquial). A artéria braquial profunda deu origem à artéria umeral circunflexa posterior, à artéria umeral circunflexa anterior, à artéria subescapular e à artéria braquial profunda. Continuava o seu trajeto no braço lateralmente ao nervo mediano e terminava dando um pequeno ramo à artéria radial. A artéria braquial superficial era mais calibrosa do que a artéria braquial profunda e não apresentava ramos na região do braço. Na fossa cubital, dava origem às artérias ulnar e radial.
Em 2012, Bidarkotimath S.[24] dissecou 50 cadáveres (100 membros superiores) e o comprimento das artérias normais e variantes foi anotado em cada um dos membros. Foram observadas as seguintes variações -
i) divisão alta da artéria braquial ii) origem mais alta da artéria braquial profunda, iii) origem alta da artéria radial, iv) ausência da artéria interóssea comum.
Eles propuseram que os vasos sanguíneos anómalos podem ser devidos a
ii) A escolha de caminhos invulgares nos plexos vasculares primitivos.
iii) A presença de vasos que normalmente estão obliterados.
iv)) O desaparecimento de vasos que normalmente ficam retidos.
v)) Desenvolvimento incompleto.
vi) Fusão e absorção das partes que normalmente são distintas.
No estudo, foram comparados os valores do comprimento e do ponto de origem das artérias dos membros superiores direito e esquerdo. Foram observadas alterações estruturais e hemodinâmicas na artéria braquial por meio de avaliação ultra-sonográfica com Doppler. Verificaram que o diâmetro arterial não contribuiu significativamente para o aumento do fluxo sanguíneo durante exercícios de intensidade moderada.
Yokoyama N.[2] et al, em 2000, estudaram as variações anatómicas da artéria radial e o seu efeito na utilização da artéria radial como via de acesso para a intervenção coronária transradial (TRI). A ultrassonografia da artéria radial foi realizada prospectivamente em 115 pacientes selecionados para serem submetidos a uma ITR eletiva. Variações anatómicas foram observadas em 11 dos 115 pacientes (9,6%). As variações incluíram seis configurações tortuosas (5,2%), duas estenoses (1,7%), duas hipoplasias (1,7%) e uma alça radioulnar (0,9%). As artérias radiais hipoplásicas e a ansa radioulnar eram inacessíveis para cateterização, tendo sido planeada intervenção coronária através da artéria femoral. A abordagem transradial foi tentada nos restantes 112 doentes (97,4%) com apenas um caso de falha de acesso, num doente que apresentava um vaso estenótico. Concluiu-se que as variações anatómicas da artéria radial não são raras e que o exame ecográfico pré-operatório pode ajudar a excluir doentes com artérias inacessíveis e com elevado risco de falência do acesso.
Varlekar P.[25] et al. efectuaram em 2013 um estudo sobre os membros superiores de 48 cadáveres embalsamados. Encontraram uma divisão superior da artéria braquial com curso superficial da artéria radial. A variante estava presente unilateralmente. Concluíram que a conscientização da incidência dessa variação é necessária para evitar complicações durante o procedimento pré-operatório ou cirurgias no membro superior.
Das S.[26] et al., em 2008, relataram um caso de presença de comunicação arteriovenosa em ambos os lados de um cadáver do sexo masculino de 54 anos que

morreu de acidente de viação. Havia uma comunicação entre a artéria braquial e a veia braquial, 11,5 cm acima do epicôndilo medial. O canal comunicante oblíquo media 1,5 cm de comprimento e ligava a artéria braquial à veia braquial. O conhecimento anatómico da comunicação arteriovenosa entre uma artéria e uma veia do braço pode ser importante para os cirurgiões vasculares, perfusionistas e radiologistas de intervenção na prática clínica diária.

Teli C.[27] et al., em 2013, relataram um caso de variação incomum da artéria braquial direita em que a artéria braquial apresentava alta divisão em artéria radial e ulnar no terço superior do braço. A artéria umeral circunflexa posterior, a artéria braquial profunda e a artéria colateral ulnar superior surgiram de um tronco comum na parte proximal da artéria braquial antes de sua terminação.

Sawant SP[28] em 2012 relatou um caso de artéria profunda braquial dupla no membro superior esquerdo de um cadáver masculino. A artéria braquial profunda - 1 originou-se do aspeto posteromedial da artéria braquial, distal ao músculo redondo maior. A artéria braquial profunda - 2 originava-se da artéria circunflexa umeral posterior no espaço quadrangular em torno do colo cirúrgico do úmero. A artéria braquial profunda - 2 divide-se nas artérias descendente anterior (colateral radial) e descendente posterior (colateral média). A artéria braquial profunda - 1 fornece a artéria nutriente ao úmero e corre com a artéria descendente posterior (colateral média) e termina por anastomose com a artéria recorrente interóssea atrás do epicôndilo lateral.

Noditi GH[29] et al., em 2011, descreveram um caso raro de uma mulher de 78 anos de idade com a presença da artéria radial superficial direita destacada pela angiografia por Tomografia Computorizada com Múltiplos Detectores (TCMD), que tinha origem na artéria braquial 28,2 mm abaixo da origem da artéria braquial profunda e 57,5 mm abaixo da origem do tronco comum de origem das artérias umerais circunflexas. A artéria braquial bifurca-se em artérias interósseas anterior e posterior. Concluíram que estes aspectos são particularmente importantes no planeamento dos procedimentos cirúrgicos e microcirúrgicos no braço e antebraço. Fazendo exame pré-operatório de angiografia por TCMD, elimina-se o risco de cirurgia de grande porte na presença da artéria radial superficial, o que poderia levar à privação da vasculatura distal do antebraço e da mão.

Pulei A.[30] et al. em 2012 dissecaram cento e quarenta e quatro braços de 72 cadáveres de quenianos negros e os padrões de origem e terminação da artéria braquial profunda (ABP) foram observados e registados. A ABP estava presente em todos os casos. Surgiu a partir das artérias braquial, axilar e de um tronco comum com as artérias colaterais ulnares superiores. Apresentava duplicação e ramificação precoce em 11,1% e 16,7% dos casos, respetivamente. Concluíram que a elevada incidência de duplicação e ramificação precoce torna-a vulnerável a lesões inadvertidas durante fracturas do úmero, cateterização da artéria braquial e pode complicar os retalhos laterais do braço.

Shoemaker JK[31] et al. estudaram em 1997 a resposta das artérias braquiais durante o exercício dinâmico rítmico. Mediram o curso temporal da alteração do diâmetro da artéria condutora e o fluxo sanguíneo quantitativo, durante a transição do repouso para o exercício rítmico em sete homens jovens e saudáveis. Utilizaram técnicas combinadas de eco e Doppler pulsado para acompanhar as alterações no diâmetro

da artéria braquial e na velocidade do fluxo sanguíneo, respetivamente, durante a transição do repouso para o exercício dinâmico de preensão manual. O diâmetro da artéria braquial do braço ativo foi reduzido após o início do exercício realizado acima do coração, independentemente da taxa de trabalho, e voltou aos níveis de repouso em 30 segundos, sem alterações simultâneas na pressão arterial. Aos 2 minutos do exercício de taxa de contração rápida, o diâmetro da artéria braquial do braço ativo era maior do que em repouso, independentemente da posição do braço. As dimensões da artéria braquial no braço inativo contralateral não foram alteradas durante o exercício. Em comparação com o repouso, a velocidade média do sangue (VSM) e o fluxo sanguíneo do antebraço aos 5 s de exercício aumentaram no braço ativo, mas foram reduzidos transitoriamente no membro inativo. Concluíram que as respostas da artéria braquial ao exercício dependiam da taxa de trabalho e da posição do braço. A dilatação retardada no exercício mais pesado, independente da posição do braço, sugere que os estímulos relacionados com a atividade metabólica do músculo esquelético distal ativo podem influenciar a
dimensões da artéria condutora.

Bolla S.R.[32] et al. em 2012 relataram um caso de artéria ulnar superficial em cadáver masculino de 60 anos. A artéria braquial começou como uma continuação da artéria axilar na borda inferior do redondo maior. Correu para baixo, medialmente ao úmero, aproximadamente ao nível da inserção do músculo coracobraquial, dando origem a um ramo anormal. O resto do trajeto e dos ramos no braço era normal. Mais tarde, a artéria passou para a fossa cubital e dividiu-se em artéria radial e artéria interóssea comum, a artéria ulnar normal estava ausente e foi substituída pelo ramo anormal que surgiu no braço. O ramo anómalo foi denominado artéria ulnar superficial. Corria para baixo, medialmente à artéria braquial e entrava na fossa cubital. Corria superficialmente à aponeurose bicipital e era superficial a todos os músculos flexores do antebraço com arco palmar superficial anormal coberto apenas pela pele e fáscia. Concluíram que pode ser mais vulnerável a lesões e resultar em hemorragias graves. Pode ser confundida com uma veia superficial durante a administração de medicamentos intravenosos. Pode complicar o procedimento de cateterização da artéria braquial. Pode ser uma vantagem para os cirurgiões plásticos na elevação do retalho radial do antebraço.

Komala N.[33] et al. em 2012 relataram um caso de artéria comunicante entre a artéria axilar e a artéria radial no membro superior direito de um cadáver masculino. A terceira parte da artéria axilar, depois de dar origem ao ramo comunicante, continuou como artéria braquial, que mais tarde se dividiu em artéria ulnar e radial. A artéria radial, depois de se libertar da artéria recorrente radial, passou profundamente ao tendão do bicípite braquial e recebeu uma ligação da artéria comunicante da artéria axilar.

Bin N.[34] et al. em 2009 realizaram um estudo em 3000 pacientes para avaliar a incidência e o significado clínico dos padrões anómalos da artéria radial, e a sua influência no procedimento de intervenção. A angiografia da artéria radial e da artéria subclávia foi realizada após a angiografia coronária (AC). Os dados avaliáveis, incluindo anomalia de ramos, tortuosidade da artéria radial e características do procedimento, foram analisados. O sucesso do procedimento foi definido como AC ou intervenção coronária percutânea (ICP) completada com a abordagem inicial da artéria radial sem mudança para outras vias. Em 1897 casos foi realizada AC e em 1103 casos foi realizada AC combinada com ICP. A taxa de sucesso da intervenção transradial (ITR) foi de 96,6% (2899/3000). A abordagem em 44 casos foi alterada para a artéria radial contralateral e 57 casos foram alterados para a artéria braquial ou artéria femoral devido ao insucesso da abordagem inicial da artéria radial. A angiografia da artéria do membro superior foi realizada em todos os casos. Foram observadas variações anatómicas das artérias do membro superior em 610 doentes (20,3%), que incluíram configurações tortuosas da artéria radial (5,0%), hipoplasias (2,2%), ansa radioulnar (1,1%), origem anormal da artéria radial (7.7%), estenose da artéria radial (1,4%), configuração tortuosa da artéria braquial (0,9%), configuração tortuosa da artéria subclávia (1,9%), artéria subclávia lusória (0,1%) e oclusão da artéria subclávia (0,03%). A taxa de sucesso do procedimento na população normal foi maior do que no grupo de variação (97,6% vs 93,0%). Além disso, outros procedimentos

Os resultados e a incidência de complicações, exceto a oclusão da artéria radial, também foram significativamente superiores ao grupo de variação. Concluíram que as variações anatómicas da artéria radial são comuns, constituindo uma limitação importante na abordagem transradial. A seleção de instrumentos apropriados e a compreensão de algumas dicas e truques foram úteis para superar os obstáculos e reduzir efetivamente a curva de aprendizado.

Mansuroglu D.[35] et al., em 2002, realizaram um estudo com o objetivo de avaliar as alterações angiográficas nas artérias ulnar e interóssea e a circulação colateral da mão dianteira após a colheita da artéria radial. Foram estudados 40 doentes, dos quais o grupo de estudo era constituído por 30 doentes que receberam a artéria radial como conduto para a operação de bypass da artéria coronária e o grupo de controlo era constituído por 10 doentes que não tinham sido submetidos a qualquer operação cardíaca ou vascular anteriormente. Os factores de risco pré-operatórios eram semelhantes entre os dois grupos. Todos os doentes foram submetidos a avaliação angiográfica para deteção da artéria coronária e da circulação arterial anterior esquerda. A avaliação angiográfica foi realizada 25,5 ± 2,0 meses após a operação inicial no grupo de estudo. Concluíram que, apesar de a angiografia ter sido realizada num número limitado de doentes, a artéria interóssea, em vez da artéria ulnar, aumentou para compensar o fornecimento de sangue ao antebraço 25 meses após a colheita da artéria radial para a cirurgia de revascularização do miocárdio.

Yilmazkaya B.[36] et al. realizaram um estudo em 44 (32 homens, 12 mulheres) pacientes que foram submetidos a procedimentos na aorta ascendente, arco aórtico ou aorta descendente com canulação da artéria braquial superior para circulação extracorpórea entre janeiro de 2009 e abril de 2012 com o objetivo de investigar as complicações neurológicas e vasculares locais após a canulação da artéria braquial superior. Concluíram que a canulação da artéria braquial é tecnicamente simples e menos demorada, sendo assim adequada mesmo para casos de emergência. Com um risco aceitável de complicações locais, a utilização de rotina da canulação braquial superior para perfusão cerebral anterógrada pode ser recomendada.

Panicker J.B.[37] et al. em 2003 relataram um caso de uma origem invulgar da artéria ulnar numa dissecção de rotina do membro superior direito de um cadáver adulto do sexo masculino. A artéria braquial terminava na fossa cubital em artérias radial e interóssea. O grande ramo invulgar da artéria braquial era uma variante da artéria ulnar, surgia do lado lateral da artéria braquial, descia no lado lateral até à fossa cubital e atravessava a fossa de lateral para medial, superficial ao nervo mediano.

Singla RK[38] et al. em 2011 relataram um caso de artéria braquial superficial com uma origem alta da profunda Brachii e da artéria interóssea comum. A artéria axilar na sua terceira parte dava origem à artéria profunda braquial e continuava como artéria braquial que cruzava o nervo mediano superficialmente do lado medial para o lateral, no meio do braço, como artéria braquial superficial. No terço inferior do braço, dá origem a um ramo de quase igual calibre, que corre lateralmente e continua no antebraço como artéria interóssea comum. Depois, na base da fossa cubital, dividia-se em artérias radial e ulnar. Concluíram que A presença da grande artéria interóssea comum fornece ao membro superior um aporte sanguíneo suficiente para evitar qualquer isquémia em caso de oclusão da artéria braquial superficial. A artéria braquial superficial, bem como a posição superficial das artérias ulnar e radial, não só as torna mais vulneráveis ao traumatismo e, por conseguinte, à hemorragia, como também as torna mais acessíveis à canulação, se necessário. Estas artérias podem também ser confundidas com uma veia. Se determinados medicamentos forem injectados nestes vasos, os resultados podem ser desastrosos, como a gangrena ou a perda da mão.

Em 2010, Jelev L[39] et al. relataram um caso raro de artéria mediana com origem invulgarmente alta e trajeto superficial, também designada artéria braquiomediana superficial. Foi observado durante a dissecção anatómica de rotina da extremidade superior direita de um cadáver feminino caucasiano de 63 anos. A artéria aberrante surgiu da parte inicial da artéria braquial. Na região do braço, seguia um trajeto superficial e, no cotovelo, passava por baixo da aponeurose bicipital. No terço superior do antebraço, a artéria variante passava sob o ventre muscular dos músculos palmar longo e flexor superficial dos dedos. Acompanhando o nervo mediano, a artéria mediana invulgar passou através do túnel cárpico e participou na formação do arco palmar superficial.

Em 2011, Ardakani JV[40] et al. relataram um caso de um homem de 64 anos com um grande aneurisma fusiforme da artéria braquial, após o uso prolongado de muleta axilar unilateral, complicado pelo fenómeno de Reynaud e obstrução completa do fluxo de saída que se apresentou como isquemia aguda do membro. O segmento afetado foi removido e substituído por um enxerto de veia safena. A histologia da peça cirúrgica confirmou um aneurisma verdadeiro sacular de paredes fibrosas com 2,5 centímetros de diâmetro.

Em 2013, Lee JY[41] et al. relataram um caso de um doente do sexo masculino de 26 anos com rutura tardia de pseudoaneurisma da artéria braquial num doente de reabilitação com queimaduras da extremidade superior que foi submetido a fasciotomia e cobertura com retalho musculocutâneo. Concluindo, o feixe neurovascular exposto após a fasciotomia num doente com queimaduras graves deve ser coberto com um acolchoamento de tecido mole bem vascularizado para evitar a formação de cicatrizes no tecido circundante e prevenir a formação de pseudoaneurismas induzidos por amarras cicatriciais.

Reigstad O[42] et al. efectuaram um estudo retrospetivo de acompanhamento durante o período de 2001 a 2007. Foram estudados cinco doentes com uma mão pálida e sem pulso e com comprometimento circulatório com ausência ou lentidão do reenchimento capilar após tratamento primário com redução fechada e fixação cruzada de fracturas supracondilianas de Gartland de tipo III. Dois dos doentes apresentavam também sinais clínicos de lesão nervosa. Todos foram reoperados com exploração aberta e libertação da artéria braquial aprisionada. A reconstrução vascular foi efectuada em quatro doentes e a libertação do nervo mediano da fratura em dois. No seguimento mais de um ano após a lesão, todos os doentes apresentavam uma função normal e simétrica dos membros superiores, incluindo circulação, estado neurológico, amplitude de movimentos, força de preensão e força de pinça. O aspeto clínico e radiológico era normal. Em conclusão, os braços sem pulso após o reposicionamento de fracturas supracondilianas do úmero deslocadas constituem uma emergência médica. Após a libertação aberta e, se necessário, a reconstrução microvascular de vasos e nervos, a redução da fratura e a fixação, é de esperar um excelente resultado clínico a longo prazo.

Kim JYS[43] et al. realizaram um estudo retrospetivo de 139 pacientes (idade média, 28,4 anos) com lesão traumática da artéria braquial de 1985 a 2001 numa única instituição. Os pacientes foram divididos em dois grupos, aqueles com evidência de síndrome compartimental (SC) e aqueles sem síndrome compartimental (NCS), para comparação. Vinte e nove pacientes (20,9%) foram diagnosticados com SC da extremidade superior, e 28 destes pacientes foram submetidos a fasciotomia no reconhecimento da sua SC. Sete pacientes (6,4%) do grupo de pacientes com SCN foram submetidos a fasciotomia devido à ausência de pulsos distais no exame inicial. O seguimento médio foi de 51,6 dias. Dois pacientes necessitaram de revisão da reparação arterial e um paciente foi submetido a amputação. O risco de SC aumentou na presença de lesões arteriais combinadas, lesões nervosas combinadas, défice motor, fracturas e aumento da perda de sangue intra-operatória. A regressão logística multivariada realizada com estas variáveis revelou que a perda de sangue intra-operatória elevada, a lesão arterial combinada e a fratura exposta eram factores de risco independentes para o desenvolvimento de SC. Em conclusão, a avaliação e o tratamento imediatos das lesões traumáticas da artéria braquial são importantes para prevenir a SC, que pode levar a défices funcionais. No caso de lesão arterial combinada, fratura exposta e perda significativa de sangue intra-operatória, deve ser realizada uma fasciotomia profilática
considerado.

Karamursel S[44] et al. em 2004 dissecaram cinco braços cadavéricos preservados e examinaram o padrão vascular da pele do braço medial. Simultaneamente, foram examinados 22 angiogramas da extremidade superior e 12 retalhos livres do braço medial foram elevados para vários defeitos em 12 doentes. Em dissecções clínicas e em cadáveres, os autores verificaram que o fornecimento de sangue ao retalho é múltiplo, proveniente da artéria colateral ulnar superior, da artéria cutânea direta ou de ambas. A artéria braquial superficial foi observada em quatro angiogramas e dois casos clínicos (15%). As dissecções mostraram que a pele medial do braço pode ser elevada com base na artéria braquial superficial, na artéria cutânea direta ou na artéria colateral ulnar superior. Um retalho neurosensorial pode ser obtido através da inclusão do nervo cutâneo braquial medial do braço. Em conclusão, um retalho livre do braço medial é uma opção reconstrutiva plausível com um bom conhecimento das variações anatómicas, uma vez que o defeito no braço medial é cosmeticamente mais aceitável e tem uma melhor combinação de cores para reconstruções da cabeça e do pescoço.

Aznaouridis K. et al. relataram que um doente com enxertos de bypass aortobifemoral foi submetido a um stent bem sucedido de uma estenose distal trifurcada do tronco comum esquerdo após a colocação de uma bomba de balão intra-aórtico (BIA) de 7,5 Fr através da artéria braquial esquerda, quando a inserção convencional da bomba de BIA através da artéria femoral comum está contra-indicada ou é impossível em doentes com doença vascular grave.[1]

Após revisão da literatura, verificou-se que a artéria braquial situada no braço tem sido de grande interesse para os cirurgiões, cirurgiões vasculares, médicos, ortopedistas e radiologistas. O conhecimento dos dados morfométricos pode ser útil para intervenções diagnósticas e terapêuticas.

4 MATERIAIS E MÉTODOS

MATERIAIS E MÉTODOS

Sessenta cadáveres embalsamados com formalina a 10% foram utilizados neste estudo. Os cadáveres foram obtidos num instituto de ensino e num hospital de cuidados terciários. Dos 60, 56 cadáveres eram do sexo masculino e 4 cadáveres eram do sexo feminino. Todos os cadáveres tinham idades compreendidas entre os 18 e os 65 anos. Nenhum dos membros apresentava qualquer evidência de cirurgia anterior.

A dissecação foi efectuada da seguinte forma:

Após a incisão, a pele foi reflectida, seguida da remoção da fáscia superficial e da fáscia profunda para expor o braço e a parte anterior do antebraço, desde o bordo inferior do redondo maior até à fossa cubital. A aponeurose bicipital foi incisada verticalmente. O bordo inferior do músculo redondo maior foi definido para registar o ponto de origem da artéria braquial. A artéria braquial foi traçada proximalmente até à continuidade com a artéria axilar ao nível do bordo inferior do músculo redondo maior e distalmente na fossa cubital e os seus ramos foram traçados até à sua terminação.

Foram expostos os seguintes pontos de referência:

- Epicôndilo medial
- Epicôndilo lateral
- Terminação da artéria braquial

Os parâmetros mencionados no formulário foram medidos com a ajuda de um divisor, de uma escala de medição e de um fio (Fig.6).

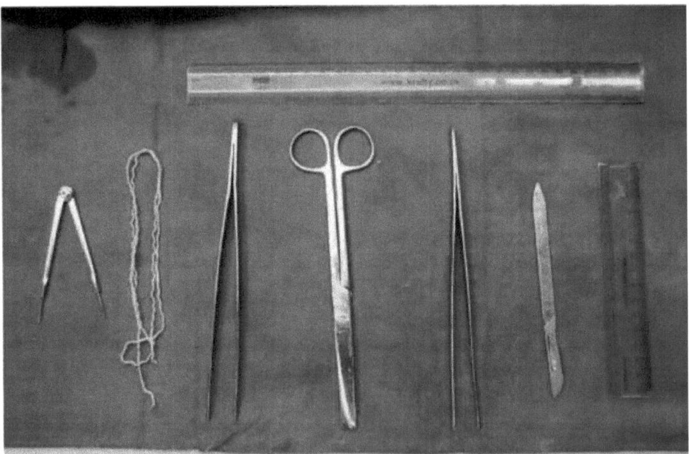

Fig. 6: Instrumentos utilizados para as medições

Os parâmetros medidos foram:

- O comprimento da artéria braquial desde a sua origem até à sua terminação (Fig. 7&8)

A) da origem à linha interepicondilar

B) da linha interepicondilar à terminação

- A distância entre a margem medial da artéria braquial e o epicôndilo medial do úmero ao longo da linha interepicondilar (Fig. 9)

- A distância entre a margem lateral da artéria braquial e o epicôndilo lateral do úmero ao longo da linha interepicondilar (Fig. 10)
- A distância entre a origem da artéria braquial e a origem da artéria braquial profunda (Fig. 11)
- A distância entre a origem da artéria braquial e a origem da artéria colateral ulnar superior (Fig. 12)
- A distância entre a origem da artéria braquial e a origem da artéria colateral ulnar inferior (Fig. 13)
- O diâmetro da artéria braquial na sua origem (Fig. 14 A& B)
- O diâmetro da artéria braquial na sua terminação
- O diâmetro da artéria braquial profunda na sua origem
- O diâmetro da artéria radial na sua origem
- O diâmetro da artéria ulnar na sua origem

Além disso, a presença de quaisquer variações da artéria braquial no que respeita à sua origem, trajeto e padrão de ramificação foi procurada e anotada. (Fig.

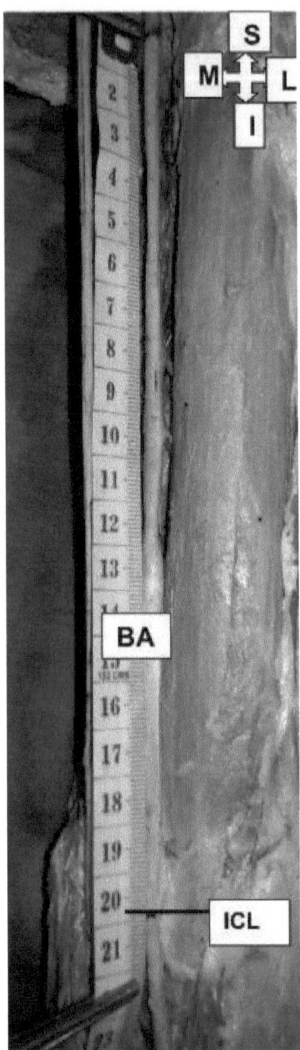

Fig.7: Ilustração que mostra a medição da distância entre

origem da artéria braquial até à linha interepicondilar (LIC) (Artéria braquial do lado esquerdo vista da face anterior)

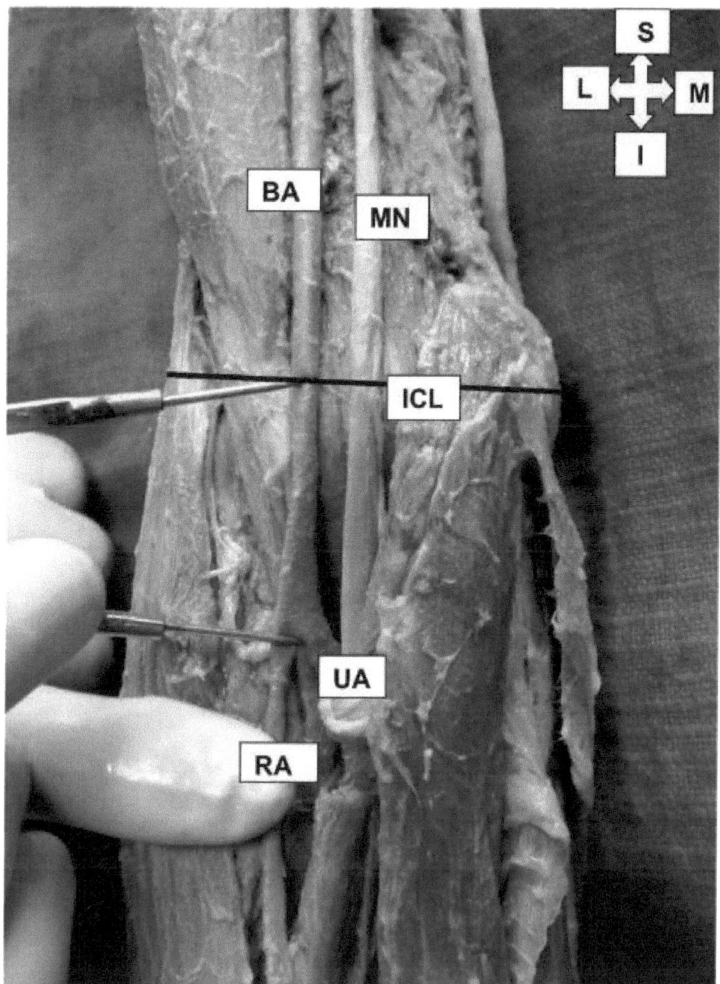

Fig.8: Ilustração que mostra a distância da linha interepicondilar (ICL) até à terminação da artéria braquial (artéria braquial do lado direito vista da face anterior) BA- Artéria braquial, RA- Artéria radial, UA- Artéria ulnar, MN-Nervo mediano

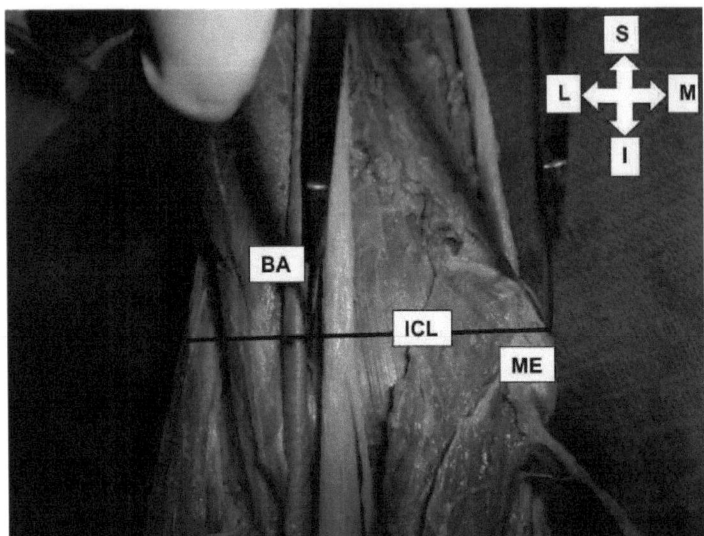

Fig. 9: Ilustração que mostra a distância entre a margem medial da AB e o epicôndilo medial ao longo da linha interepicondilar (ICL) (artéria braquial do lado direito vista do aspeto anterior) ME- Epicôndilo medial

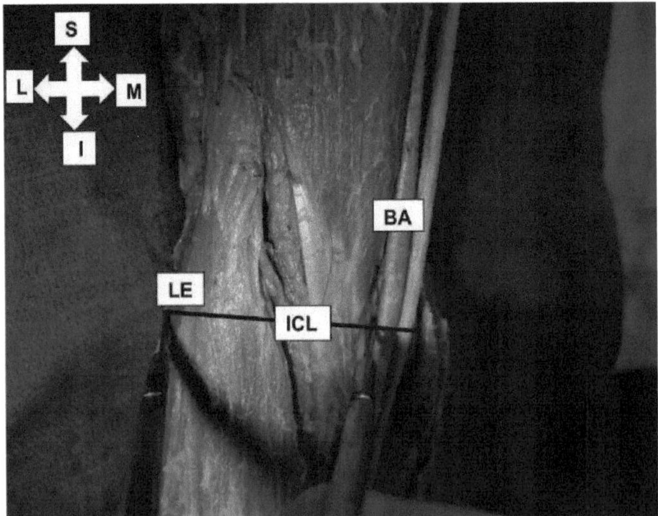

Fig.10: Ilustração que mostra a distância entre a margem lateral da artéria braquial e o LE (epicôndilo lateral) ao longo da linha interepicondilar (artéria braquial do lado direito vista do aspeto anterior)

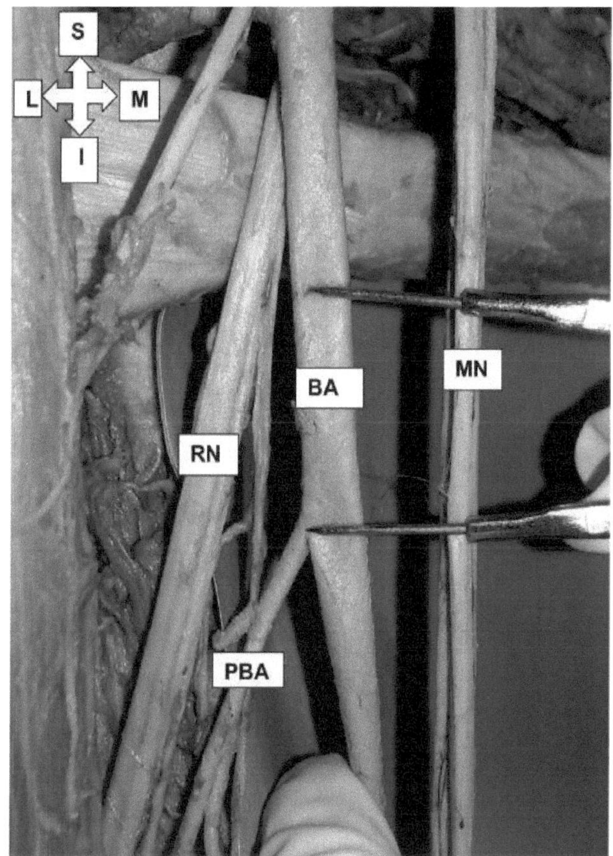

Fig.11: Ilustração que mostra a medição da distância entre a origem da artéria braquial e a origem da artéria braquial profunda (artéria braquial do lado direito vista do aspeto anterior) RN- Nervo radial, MN-Nervo mediano

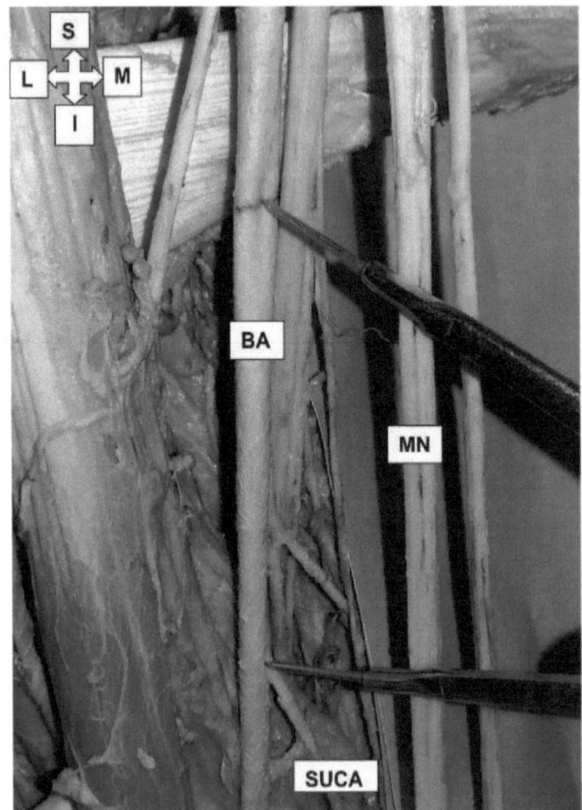

Fig.12: Ilustração que mostra a medição da distância entre a origem da artéria braquial (BA) e a origem da artéria colateral ulnar superior (SUCA) (artéria braquial do lado direito vista do aspeto anterior)

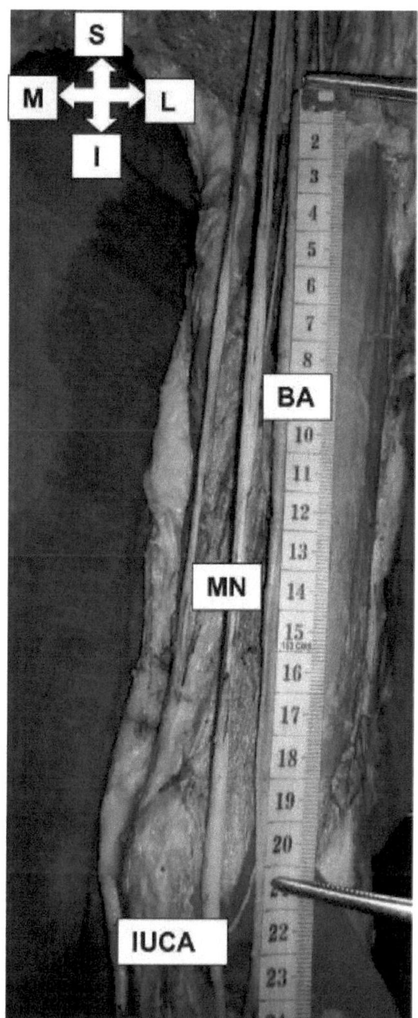

Fig.13: Ilustração que mostra a medição da distância entre a origem da artéria braquial e a origem da artéria colateral ulnar inferior (ACIU) (artéria braquial do lado esquerdo vista da face anterior)

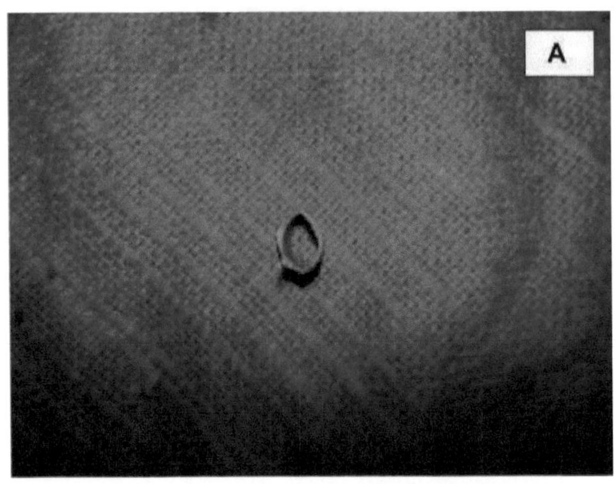

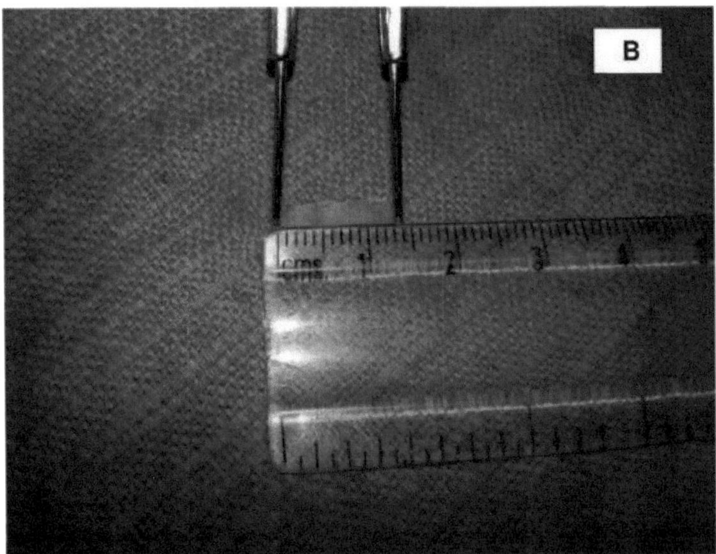

Fig.14 A&B: Ilustração mostrando a medição do diâmetro da artéria braquial na origem

15,16,17,18,19,20,21)

Com a ajuda da seguinte fórmula, foram calculados os diâmetros destas artérias:

Circunferência $= 2 \pi r$

$= \pi d$ (d=2r)

d = circunferência $\div \pi$

Onde, r-raio da artéria, d-diâmetro da artéria, $\pi = 3.14$

Os dados foram analisados para efeitos de comparação e correlação e para o cálculo da

- Gama
- Média
- Desvio padrão

A média foi calculada pela seguinte fórmula

$$\bar{x} = \frac{1}{n} \cdot \sum_{i=1}^{n} x_i$$

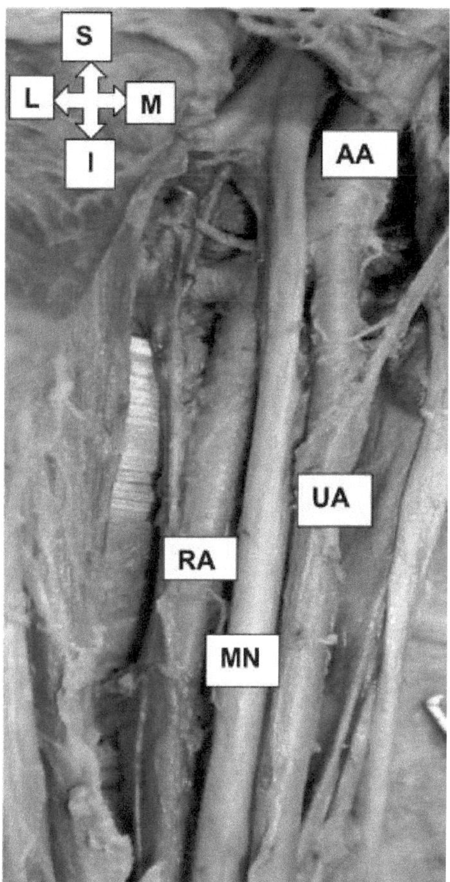

Fig.15: Ilustração de uma variação: artéria axilar (AA) dividindo-se em artéria radial (AR) e artéria ulnar (UA) (ausência de artéria braquial) (braço direito visto da face anterior) MN- Nervo mediano

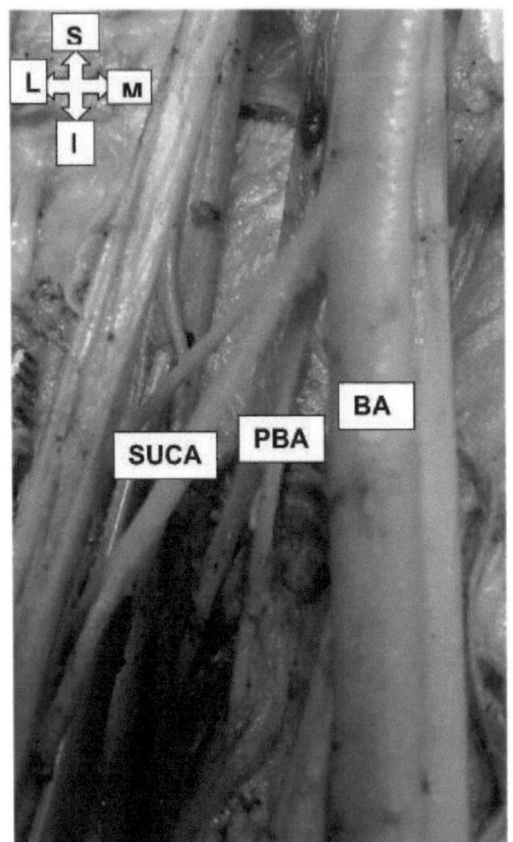

Fig.16: Ilustração de uma variação: Tronco comum para artéria colateral ulnar superior (ACS) e artéria braquial profunda (ABP) (artéria braquial do lado direito vista da face anterior)

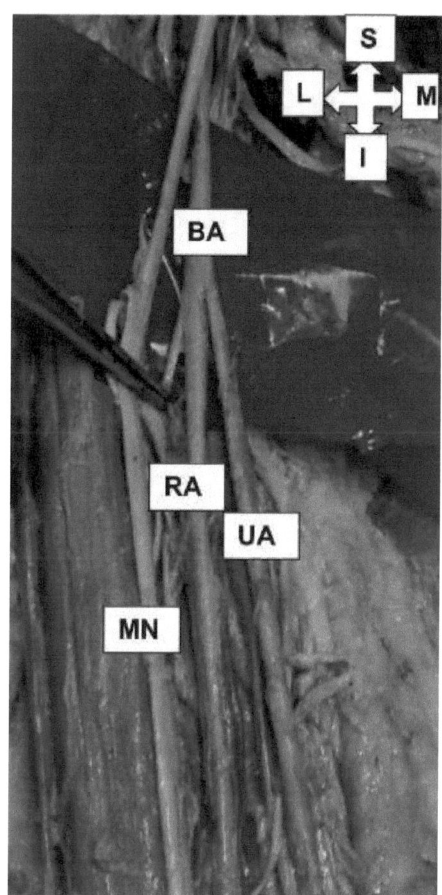

Fig.17: Ilustração de uma variação: Bifurcação alta da artéria braquial (HBBA) (artéria braquial do lado direito vista do aspeto anterior)

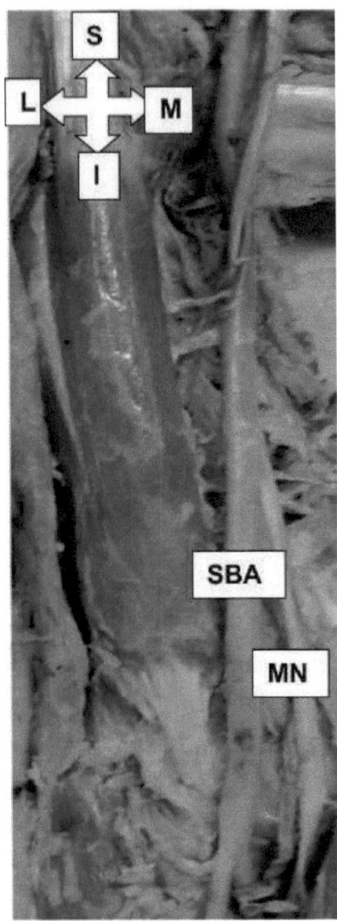

Fig.18: Ilustração de uma variação: Braquial superficial (artéria braquial do lado direito vista da face anterior)

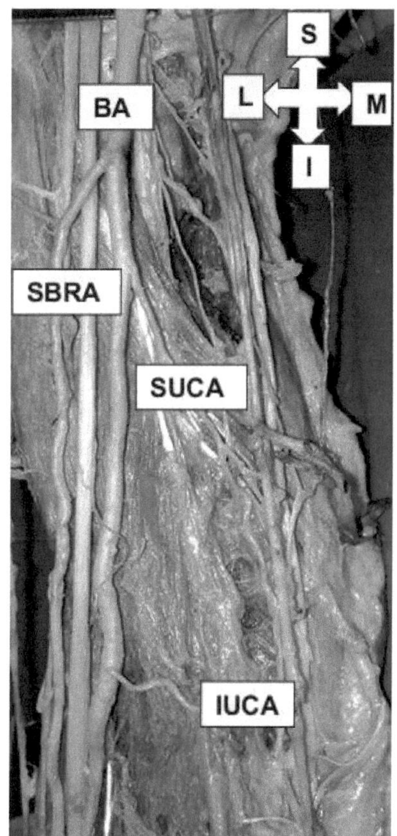

Fig.19: Ilustração de uma variação: Artéria braquiorradial superficial (ARSB) (artéria braquial do lado direito vista de anterior aspeto)

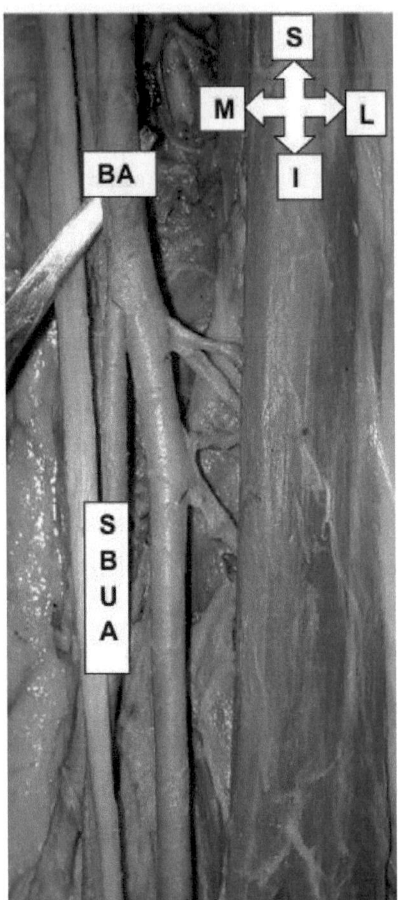

Fig.20: Ilustração mostrando uma variação: Artéria braquioulnar superficial (SBUA) (artéria braquial do lado esquerdo vista de anterior
aspeto)

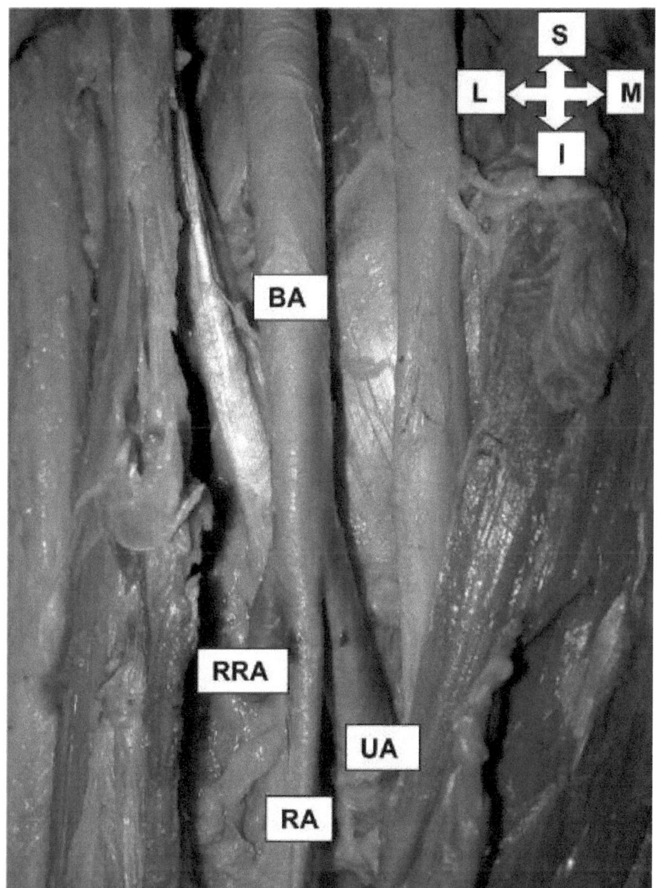

Fig.21: Ilustração de uma variação: Trifurcação do artéria braquial em artéria recorrente radial (ARR), artéria radial (AR) e artéria ulnar (UA) (artéria braquial do lado direito vista da face anterior)

O desvio padrão (DP) foi calculado como

$$\mathrm{SD} = \sqrt{\frac{1}{N}\sum_{i=1}^{N}(x_i - \overline{x})^2}$$

5 RESULTADOS

RESULTADOS

Neste estudo, foram utilizados 60 cadáveres embalsamados. Dos 60 cadáveres, 56 eram do sexo masculino e 4 do sexo feminino. Todos os cadáveres tinham idades compreendidas entre os 18 e os 65 anos.

TABELA 1A: Comprimento da artéria braquial

Lado	Número	Alcance (cm)	Média (cm)	Desvio padrão
Certo	**59**	**3** - 31**	**26.66**	**3.83**
Esquerda	**60**	**22.5-30.7**	**27.03**	**2.18**

*Em 1 cadáver, a artéria braquial estava ausente no lado direito. **Em 1 cadáver, a artéria braquial era muito curta e dividia-se em artérias radial e ulnar no terço superior do braço do lado direito.

Observou-se que o comprimento médio da artéria braquial era de 26,66 cm e 27,03 cm nos lados direito e esquerdo, respetivamente. O comprimento mínimo no lado direito foi de 3 cm e o comprimento máximo foi de 31 cm. O comprimento mínimo no lado esquerdo foi de 22,5 cm e o máximo foi de 30,7 cm.

Tabela 1B: Comprimento da artéria braquial (Fig. 22)

Alcance (em cm)	N.º de casos do lado direito	Percentagem	N.º de casos do lado esquerdo	Percentagem
1-1.9	1	1.69	0	0
10-19.9	0	0	0	0
20-29.9	55	93.22	53	88.33
>30	3	5.08	7	11.66
Total	59	100	60	100

No lado direito, 55 dos 59 casos mostraram que o comprimento da artéria braquial estava entre 20 e 29,9 cm da origem à terminação. No lado esquerdo, em 88,33% dos casos, o comprimento da artéria braquial situava-se entre 20 e 29,9 cm, desde a origem até à terminação.

TABELA 1C: Comprimento da artéria braquial desde a sua origem até à linha interepicondilar (LIC)

Lado	Número	Alcance (cm)	Média (cm)	Desvio padrão
Certo	**58**	**20-29.1**	**24.82**	**2.17**
Esquerda	**60**	**20-29.2**	**24.86**	**2.24**

*Em 1 cadáver, a artéria braquial estava ausente no lado direito e em 1 cadáver, a artéria braquial era muito curta.

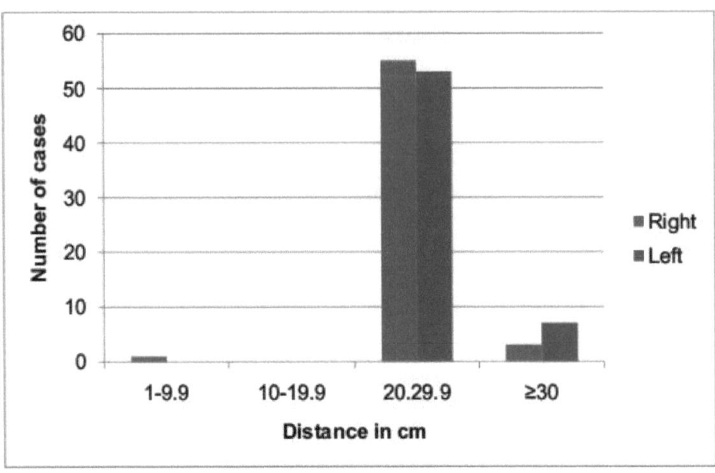

Fig.22: Comprimento da artéria braquial

O comprimento médio da artéria braquial desde a origem até à linha interepicondilar foi de 24,82 cm e 24,86 cm nos lados direito e esquerdo, respetivamente. O comprimento mínimo no lado direito foi de 20 cm e o máximo de 29,1 cm. O comprimento mínimo no lado esquerdo foi de 20 cm e o máximo de 29,2 cm.

TABELA 1D: Comprimento da artéria braquial desde a sua origem até à linha interepicondilar (LIC) (Fig. 23)

Alcance (em cm)	N.º de casos do lado direito	Percentagem	N.º de casos do lado esquerdo	Percentagem
20-22.9	10	17.24	10	16.66
23-25.9	29	50	32	53.33
26-28.9	17	29.31	13	21.66
>29	2	3.44	5	8.33
Total	58	100	60	100

No lado direito, 29 dos 58 casos mostraram que o comprimento da artéria braquial estava entre 23 e 25,9 cm desde a sua origem até à linha interepicondilar. No lado esquerdo, em 53,33% dos casos, o comprimento da artéria braquial situava-se entre 23 e 25,9 cm, desde a sua origem até à linha interepicondilar.

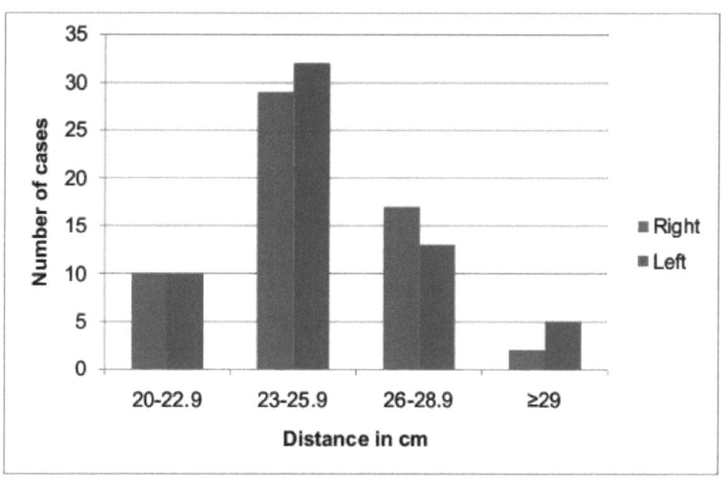

Fig.23: Comprimento da artéria braquial desde a sua origem até ao ICL

TABELA 1E: Comprimento da artéria braquial desde o LIC até à terminação

Lado	Número	Alcance (cm)	Média (cm)	Desvio padrão
Certo	**58***	**1-3.5**	**2.25**	**0.72**
Esquerda	**60**	**1-3.4**	**2.15**	**0.67**

* Em 1 cadáver, a artéria braquial estava ausente no lado direito e em 1 cadáver, a artéria braquial era muito curta no lado direito.

O comprimento médio da artéria braquial desde a linha interepicondilar (LIC) até à terminação foi de 2,25 cm e 2,15 cm nos lados direito e esquerdo, respetivamente. O comprimento mínimo no lado direito foi de 1 cm e o máximo de 3,5 cm. O comprimento mínimo no lado esquerdo foi de 1 cm e o comprimento máximo foi de 3,4 cm.

QUADRO 1F: Comprimento da artéria braquial desde o LIC até à terminação (Fig. 24)

Alcance (em cm)	N.º de casos do lado direito	Percentagem	N.º de casos do lado esquerdo	Percentagem
1-1.9	21	36.20	20	33.33
2-2.9	22	37.93	27	45
>3	15	25.86	13	21.66
Total	58	100	60	100

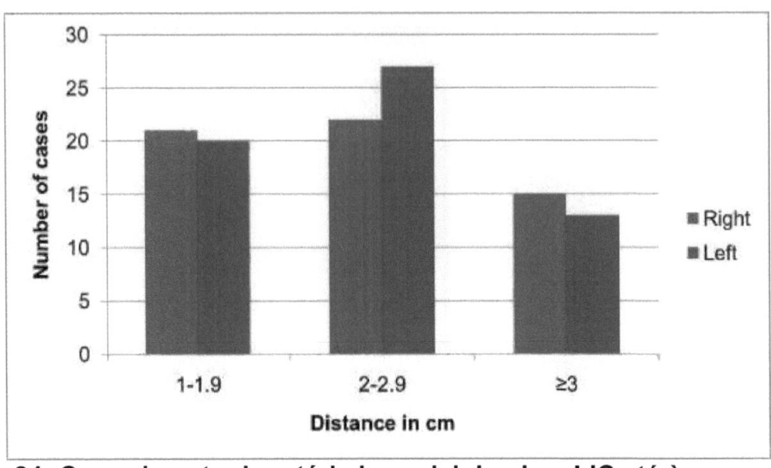

Fig.24: Comprimento da artéria braquial desde o LIC até à terminação

No lado direito, 22 dos 58 casos mostraram que o comprimento da artéria braquial estava entre 2 e 2,9 cm da linha interepicondilar até a terminação. Enquanto no lado esquerdo, 45% dos casos, o comprimento da artéria braquial estava entre 2 e 2,9 cm da linha interepicondilar até à terminação.

TABELA 2A: Distância entre a margem medial da artéria braquial e o epicôndilo medial do úmero

Lado	Número	Alcance (cm)	Média (cm)	Padrão desvio
Certo	**58***	**3.6-4.9**	**4.24**	**0.29**
Esquerda	**60**	**3.1-4.8**	**4.21**	**0.32**

* Em 1 cadáver, a artéria braquial estava ausente em no lado direito e em 1 cadáver,

A artéria braquial era muito curta no lado direito.

A distância média entre a margem medial da artéria braquial e o epicôndilo medial do úmero foi de 4,24 cm e 4,21 cm nos lados direito e esquerdo, respetivamente. A distância mínima no lado direito foi de 3,6 cm e a máxima de 4,9 cm. A distância mínima no lado esquerdo foi de 3,1 cm e a máxima de 4,8 cm.

TABELA 2B: Distância entre a margem medial da artéria braquial e o epicôndilo medial do úmero ao longo da linha interepicondilar (Fig. 25)

Alcance (em cm)	N.º de casos do lado direito	Percentagem	N.º de casos do lado esquerdo	Percentagem
3.1-3.5	0	0	3	5
3.6-4	12	20.68	13	21.66
4.1-4.5	39	67.24	38	63.33

4.6-5	7	12.06	6	10
Total	58	100	60	100

No lado direito, 39 dos 58 casos mostraram que a distância entre a margem medial da artéria braquial e o epicôndilo medial do úmero estava entre 4,1 e 4,5 cm. Enquanto no lado esquerdo, 63,33% dos casos, a distância entre a margem medial da artéria braquial e o epicôndilo medial do úmero estava entre 4,1 e 4,5.

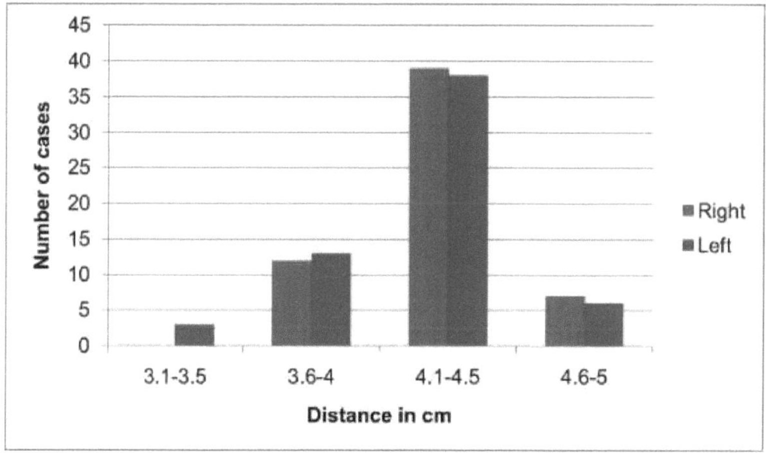

Fig. 25: Distância entre a margem medial da artéria braquial e o epicôndilo medial do úmero ao longo da linha interepicondilar

TABELA 3A: Distância entre a margem lateral da artéria braquial e o epicôndilo lateral do úmero ao longo da linha interepicondilar

Lado	Número	Alcance (cm)	Média (cm)	Padrão desvio
Certo	**58***	**2.2-4.4**	**3.29**	**0.47**
Esquerda	**60**	**2.2-4.6**	**3.29**	**0.50**

* Em 1 cadáver, a artéria braquial estava ausente em no lado direito e em 1 cadáver, A artéria braquial era muito curta no lado direito.

A distância média entre a margem lateral da artéria braquial e o epicôndilo lateral do úmero foi de 3,29 cm e 3,29 cm nos lados direito e esquerdo, respetivamente. A distância mínima no lado direito foi de 2,2 cm e a máxima de 4,4 cm. A distância mínima no lado esquerdo foi de 2,2 cm e a máxima de 4,6 cm.

TABELA 3B: Distância entre a margem lateral da artéria braquial e o epicôndilo lateral do úmero ao longo da linha interepicondilar (Fig. 26)

Alcance (em cm)	N.º de casos do lado direito	Percentagem	N.º de casos do lado esquerdo	Percentagem

2-2.9	15	25.86	16	26.66
3-3.9	39	67.24	40	66.66
4-4.9	4	6.89	4	6.66
Total	58	100	60	100

No lado direito, 39 dos 58 casos mostraram que a distância entre a margem lateral da artéria braquial e o epicôndilo lateral do úmero estava entre 3 e 3,9 cm. No lado esquerdo, em 66,66% dos casos, a distância entre a margem lateral da artéria braquial e o epicôndilo lateral do úmero situava-se entre 3 e 3,9 cm.

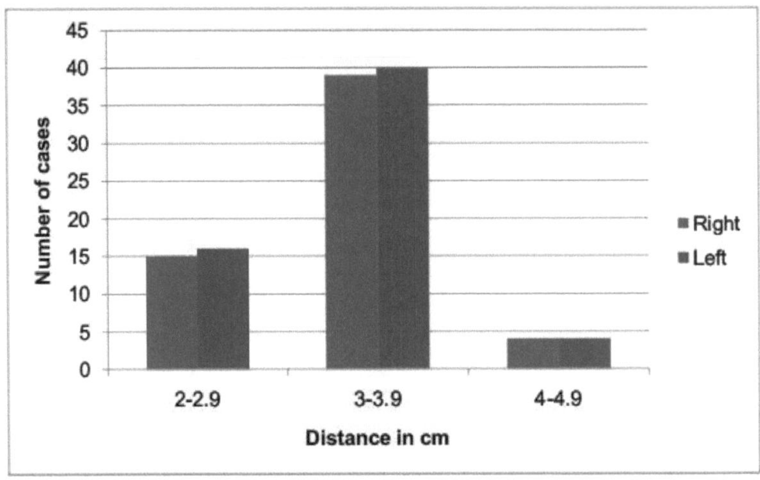

Fig.26: Distância entre a margem lateral da artéria braquial e o epicôndilo lateral do úmero ao longo da linha interepicondilar

TABELA 4A: Distância entre a origem da artéria braquial e a origem da artéria braquial profunda (ABP)

Lado	Número	Alcance (cm)	Média (cm)	Padrão desvio
Certo	**57***	**1-4.2**	**2.81**	**1.04**
Esquerda	**59****	**1-4.5**	**2.82**	**0.97**

*Em 1 caso, o ABP tinha origem no tronco comum juntamente com a artéria colateral ulnar superior, em 1 caso havia uma bifurcação superior da artéria braquial e em 1 caso a artéria braquial estava ausente. **Em 1 caso, havia um tronco comum para a origem do ABP juntamente com a ASC.

A distância média entre a origem da artéria braquial e a origem da artéria braquial profunda foi de 2,81 cm e 2,82 cm nos lados direito e esquerdo, respetivamente. A distância mínima no lado direito foi de 1 cm e a máxima de 4,2 cm. A distância mínima no lado esquerdo foi de 1 cm e a máxima de 4,5 cm.

TABELA 4B: Distância entre a origem da artéria braquial e a origem da artéria braquial profunda (PBA) (Fig. 27)

Alcance (em cm)	N.º de casos do lado direito	Percentagem	N.º de casos do lado esquerdo	Percentagem
1-1.9	15	26.31	13	22.03
2-2.9	13	22.80	18	30.50
3-3.9	18	31.57	13	22.03
4-4.9	11	19.29	15	25.42
Total	57	100	59	100

No lado direito, em 18 dos 57 casos, a distância entre a origem da artéria braquial e a origem da artéria braquial profunda estava entre 3 e 3,9 cm. Já no lado esquerdo, em 30,50% dos casos, a distância entre a origem da artéria braquial e a origem da artéria braquial profunda estava entre 2 e 2,9.

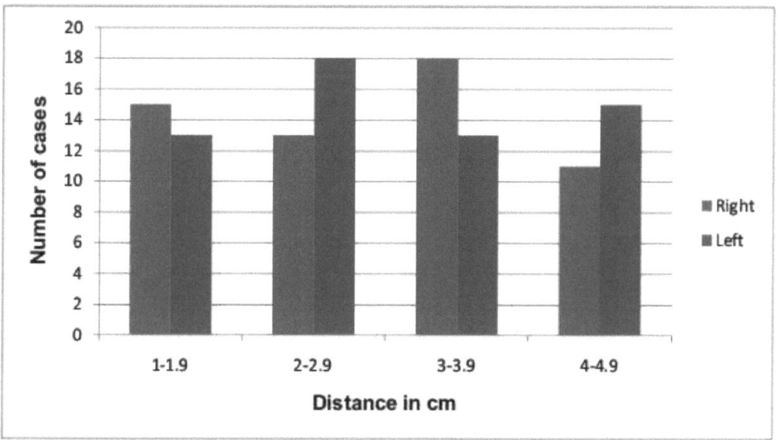

Fig.27: Distância entre a origem da artéria braquial (BA) e a origem da artéria braquial profunda (PBA)

TABELA 5A: Distância entre a origem da artéria braquial e a origem da artéria colateral ulnar superior (ACS)

Lado	Número	Alcance (cm)	Média (cm)	Padrão desvio
Certo	**57***	**2.5-14**	**9.47**	**2.17**
Esquerda	**59****	**2.5-12.5**	**9.59**	**1.90**

*Em 1 caso, o ABP originava-se do tronco comum juntamente com a artéria colateral ulnar superior, em 1 caso havia uma bifurcação superior da artéria braquial e em 1 caso a artéria braquial estava ausente. **Em 1 caso, havia um tronco comum para a origem do PBA juntamente com a ASC.

A distância média entre a origem da artéria braquial e a origem da artéria colateral ulnar superior foi de 9,47 cm e 9,59 cm nos lados direito e esquerdo, respetivamente. A distância mínima no lado direito foi de 2,5 cm e a máxima de 14 cm. A distância mínima no lado esquerdo foi de 2,5 cm e a máxima de 12,5 cm.

TABELA 5B: Distância entre a origem da artéria braquial e a origem da artéria colateral ulnar superior (ACS) (Fig. 28)

Alcance (em cm)	N.º de casos do lado direito	Percentagem	N.º de casos do lado esquerdo	Percentagem
2-4.9	3	5.26	2	3.38
5-7.9	8	14.03	6	10.16
8-10.9	34	59.64	41	69.49
11-13.9	10	17.54	10	16.94
>14	2	3.50	0	0
Total	57	100	59	100

No lado direito, 34 dos 57 casos apresentaram a distância entre a origem da artéria braquial e a origem da artéria colateral ulnar superior entre 8 e 10,9 cm. Já no lado esquerdo, em 69,49% dos casos, a distância entre a origem da artéria braquial e a origem da artéria colateral ulnar superior estava entre 8 e 10,9 cm.

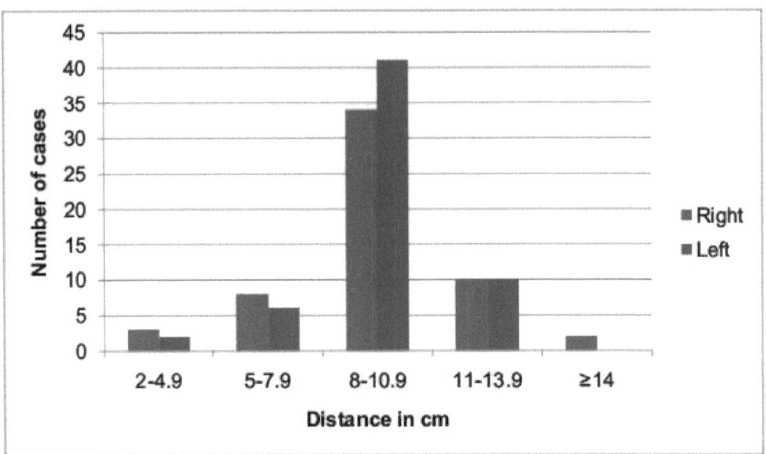

Fig.28: Distância entre a origem da artéria braquial (BA) e a origem da artéria colateral ulnar superior (SUCA)

TABELA 6A: Distância entre a origem da artéria braquial e a origem da artéria colateral ulnar inferior

Lado	Número	Alcance (cm)	Média (cm)	Padrão desvio
Certo	**58***	**10-22.7**	**18.19**	**2.37**
Esquerda	**60**	**10-22.4**	**18.51**	**2.41**

* Em 1 cadáver, a artéria braquial estava ausente em no lado direito e em 1 cadáver,
A artéria braquial era muito curta no lado direito.

A distância média entre a origem da artéria braquial e a origem da artéria colateral ulnar inferior foi de 18,19 cm e 18,51 cm nos lados direito e esquerdo, respetivamente. A distância mínima no lado direito foi de 10 cm e a máxima de 22,7 cm. A distância mínima no lado esquerdo foi de 10 cm e a máxima de 22,4 cm.

TABELA 6B: Distância entre a origem da artéria braquial e a origem da artéria colateral ulnar inferior (Fig. 29)

Alcance (em cm)	N.º de casos do lado direito	Percentagem	N.º de casos do lado esquerdo	Percentagem
10-14.9	12	20.68	11	18.33
15-19.9	38	65.51	37	61.66
20-24.9	18	31.03	22	36.66
Total	58	100	60	100

No lado direito, 38 dos 58 casos apresentaram a distância entre a origem da artéria braquial e a origem da artéria colateral ulnar inferior entre 15 e 19,9 cm. Já no lado esquerdo, em 61,66% dos casos, a distância entre a origem da artéria braquial e a origem da artéria colateral ulnar inferior estava entre 15 e 19,9 cm.

TABELA 7A: Diâmetro da artéria braquial na sua origem

Lado	Número	Alcance (mm)	Média (mm)	Desvio padrão
Certo	**59***	**3.5-5.5**	**4.40**	**0.50**
Esquerda	**60**	**3.5-5**	**4.29**	**0.41**

* Em 1 cadáver, a artéria braquial estava ausente no lado direito.

O diâmetro médio da artéria braquial na sua origem foi de 4,40 mm e 4,29 mm nos lados direito e esquerdo, respetivamente. Diâmetro mínimo à direita

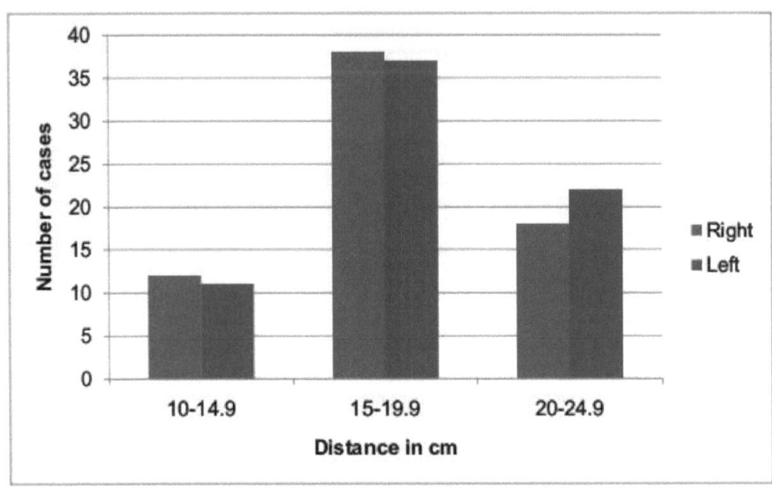

Fig.29: Distância entre a origem da artéria braquial e a origem da artéria colateral ulnar inferior (ACIU)

O diâmetro mínimo no lado esquerdo foi de 3,5 mm e o diâmetro máximo foi de 5,5 mm. O diâmetro mínimo no lado esquerdo foi de 3,5 mm e o diâmetro máximo foi de 5 mm. O diâmetro era
calculada através da medição do perímetro e da aplicação da fórmula c= 2 ~ r.

TABELA 7B: Diâmetro da artéria braquial na sua origem (Fig. 30)

Gama (em mm)	N.º de casos do lado direito	Percentagem	N.º de casos do lado esquerdo	Percentagem
3.5-4	12	20.33	16	26.66
4.1-4.5	24	40.67	24	40
4.6-5	20	33.89	20	33.33
5.1-5.5	3	5.08	0	0
Total	59	100	60	100

No lado direito, 24 dos 59 casos apresentaram o diâmetro da artéria braquial na sua origem entre 4,1 e 4,5 mm. Enquanto que no lado esquerdo, em 33,33% dos casos, o diâmetro da artéria braquial na sua origem estava entre 4,6 e 5 mm.

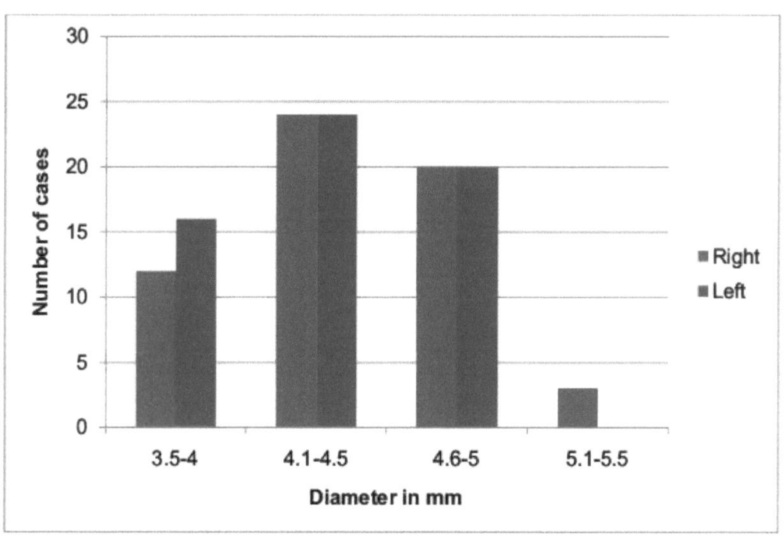

Fig.30: Diâmetro da artéria braquial na sua origem

TABELA 8A: Diâmetro da artéria braquial na sua extremidade

Lado	Número	Alcance (mm)	Média (mm)	Desvio padrão
Certo	59*	3.1- 5	4.07	0.48
Esquerda	60	3.1- 4.7	3.98	0.44

* Em 1 cadáver, a artéria braquial estava ausente no lado direito.

O diâmetro médio da artéria braquial na sua terminação foi de 4,07 mm e 3,98 mm nos lados direito e esquerdo, respetivamente. O diâmetro mínimo no lado direito foi de 3,1 mm e o diâmetro máximo foi de 5 mm. O diâmetro mínimo no lado esquerdo foi de 3,1 mm e o diâmetro máximo foi de 4,7 mm.

TABELA 8B: Diâmetro da artéria braquial na sua terminação (Fig. 31)

Gama (em mm)	N.º de casos do lado direito	Percentagem	N.º de casos do lado esquerdo	Percentagem
3-3.9	25	42.37	29	48.33
4-4.9	32	54.23	31	51.66
>4	2	3.38	0	o
Total	59	100	60	100

No lado direito, 32 dos 59 casos apresentavam o diâmetro da artéria braquial na sua terminação estava entre 4 e 4,9 mm. Enquanto que no lado esquerdo 51,66% dos

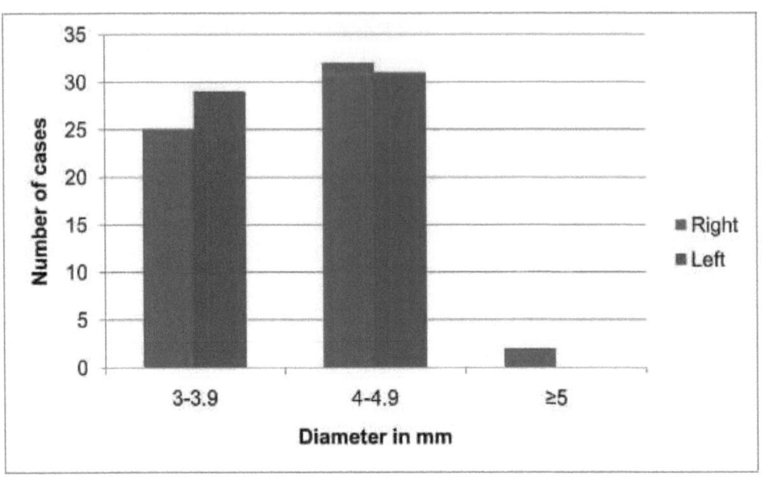

Fig.31: Diâmetro da artéria braquial na sua terminação

casos, o diâmetro da artéria braquial na sua terminação situava-se entre 4 e 4,9 mm.

TABELA 9A: Diâmetro da artéria braquial profunda na sua origem

Lado	Número	Alcance (mm)	Média (mm)	Desvio padrão
Certo	**59**	**0.9-2.8**	**1.66**	**0.53**
Esquerda	**60**	**0.9-2.5**	**1.58**	**0.48**

* Em 1 cadáver, a artéria braquial estava ausente no lado direito.

O diâmetro médio da artéria braquial profunda na sua origem foi de 1,66 mm e 1,58 mm nos lados direito e esquerdo, respetivamente. O diâmetro mínimo no lado direito foi de 0,9 mm e o diâmetro máximo foi de 2,8 mm. O diâmetro mínimo no lado esquerdo foi de 0,9 mm e o diâmetro máximo foi de 2,5 mm.

TABELA 9B: Diâmetro da artéria braquial profunda na sua origem (Fig. 32)

Gama (em mm)	N.º de casos do lado direito	Percentagem	N.º de casos do lado esquerdo	Percentagem
<1	6	10.52	6	10
1-1.9	39	68.42	44	73.33
2-2.9	12	21.05	10	16.66
Total	57	100	60	100

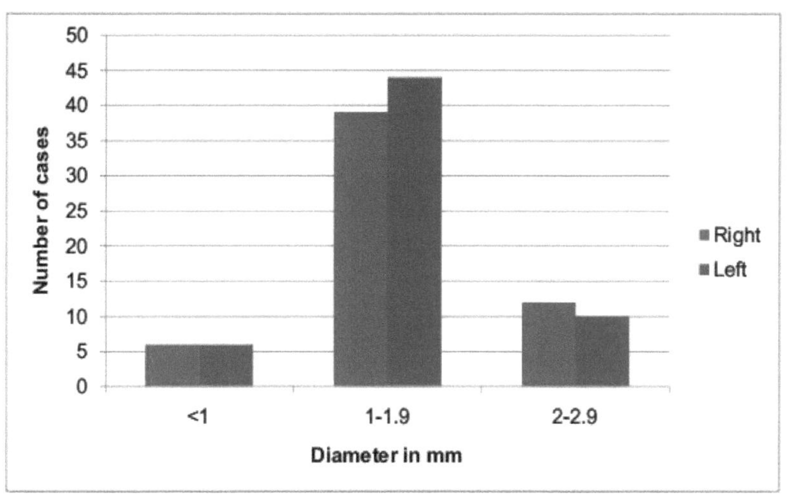

Fig.32: Diâmetro da artéria braquial profunda (PBA) na sua origem
No lado direito, 39 dos 57 casos apresentavam o diâmetro da artéria braquial profunda na sua origem entre 1 e 1,9 mm. Enquanto no lado esquerdo, em 73,33% dos casos, o diâmetro da artéria braquial profunda na sua origem estava entre 1 e 1,9 mm.

TABELA 10A: Diâmetro da artéria radial na sua origem

Lado	Número	Alcance (mm)	Média (mm)	Desvio padrão
Certo	**60**	**1.5-3.8**	**2.40**	**0.47**
Esquerda	**60**	**1.5-3.1**	**2.26**	**0.41**

O diâmetro médio da artéria radial na sua origem foi de 2,40 mm e 2,26 mm nos lados direito e esquerdo, respetivamente. O diâmetro mínimo no lado direito foi de 1,5 mm e o diâmetro máximo foi de 3,8 mm. O diâmetro mínimo no lado esquerdo foi de 1,5 mm e o diâmetro máximo foi de 3,1 mm.

TABELA 10B: Diâmetro da artéria radial na sua origem (Fig. 33)

Gama (em mm)	N.º de casos do lado direito	Percentagem	N.º de casos do lado esquerdo	Percentagem
1-1.9	12	20	22	36.66
2-2.9	40	66.66	34	56.66
3-3.9	8	13.33	4	6.66
Total	60	100	60	100

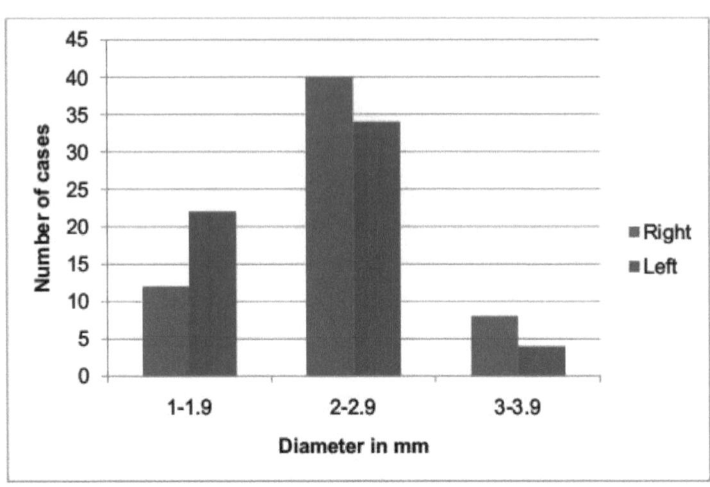

Fig.33: Diâmetro da artéria radial (AR) na sua origem

No lado direito, 40 dos 60 casos apresentavam o diâmetro da artéria radial na sua origem entre 2 e 2,9 mm. Enquanto que no lado esquerdo, em 56,66% dos casos, o diâmetro da artéria radial na sua origem estava entre 2 e 2,9 mm.

TABELA 11A: Diâmetro da artéria ulnar na sua origem

Lado	Número	Alcance (mm)	Média (mm)	Desvio padrão
Certo	60	1.9-4.1	2.98	0.49
Esquerda	60	2.2-4.1	2.92	0.44

O diâmetro médio da artéria ulnar na sua origem foi de 2,98 mm e 2,92 mm nos lados direito e esquerdo, respetivamente. O diâmetro mínimo no lado direito foi de 1,9 mm e o diâmetro máximo foi de 4,1 mm. O diâmetro mínimo no lado esquerdo foi de 2,2 mm e o diâmetro máximo foi de 4,1 mm.

TABELA 11B: Diâmetro da artéria ulnar na sua origem (Fig. 34)

Gama (em mm)	N.º de casos do lado direito	Percentagem	N.º de casos do lado esquerdo	Percentagem
1-1.9	1	1.66	0	0
2-2.9	32	53.33	38	63.33
3-3.9	25	41.66	20	33.33
4-4.9	2	3.33	2	3.33
Total	60	100	60	100

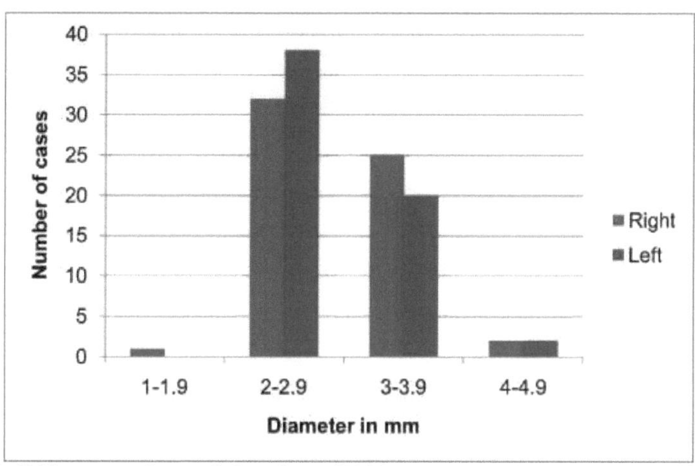

Fig.34: Diâmetro da artéria ulnar (UA) na sua origem

No lado direito, 32 dos 60 casos apresentavam o diâmetro da artéria ulnar na sua origem entre 2 e 2,9 mm. Já no lado esquerdo, em 63,33% dos casos, o diâmetro da artéria ulnar na sua origem estava entre 2 e 2,9 mm.

VARIAÇÕES:

Em 14 dos 120 (11,7%) membros, houve variação no padrão de ramificação da artéria braquial. Dos 14 membros, 3 (21,4%) membros apresentavam a artéria braquial superficial (ABS), em 1 (7,1%) membro a artéria braquial estava ausente (ABBA), em 2 (14,3%) membros havia um tronco comum (TC) para a artéria braquial profunda (ABP) e a artéria colateral ulnar superior (ACS), em 1 (7.1%) havia uma bifurcação alta da artéria braquial (HBBA), em 4 (28,6%) membros havia a artéria braquiorradial superficial (SBRA), em 2 (14,3%) membros havia a artéria braquioulnar superficial (SBUA), em 1 (7,1%) membro havia uma trifurcação na qual a artéria braquial terminava em artéria radial recorrente, radial e ulnar.

QUADRO 12 A: Número de variantes (Fig. 35)

		Número de membros	Percentagem
Variações	Presente	14	11.7%
	Ausente	106	88.3%
	Total	120	100%

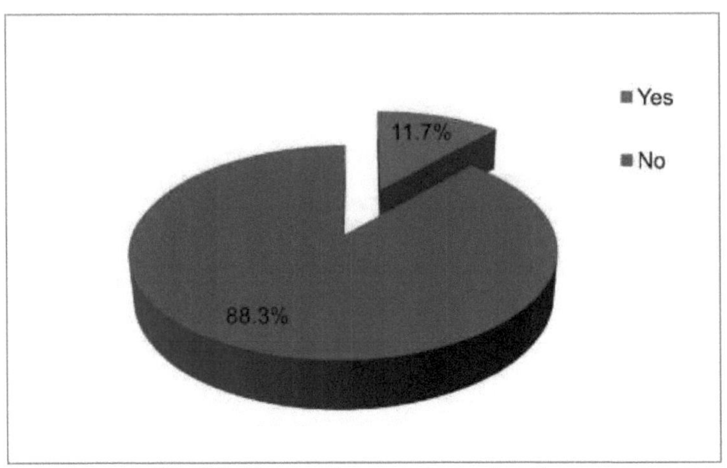

Fig.35: Percentagem de variações

QUADRO 12 B: Número de variantes

Variações	Número de membros	percentagem
AbBA	1	7.1%
TC	2	14.3%
HBBA	1	7.1%
SBA	3	21.4%
SBRA	4	28.6%
SBUA	2	14.3%
Trifurcação	1	7.1%
Total	14	100.0%

AbBA- Artéria braquial ausente, CT- Tronco comum, HBBA- Bifurcação superior da artéria braquial, SBA- Artéria braquial superficial, SBRA- Artéria braquial superficial, SBRA- Artéria braquiorradial superficial, SBUA- Artéria braquioulnar superficial

6 DISCUSSÃO

DISCUSSÃO

O fornecimento arterial do membro superior é mantido principalmente pela artéria braquial através dos seus ramos. A artéria braquial anastomosa-se com ramos da parte proximal da artéria radial e ulnar, assegurando a circulação em caso de perturbação do fluxo sanguíneo. O conhecimento do padrão arterial da artéria braquial é útil, uma vez que se confunde com as veias e uma injeção acidental na artéria pode levar à perda do membro devido a gangrena.[3] A artéria braquial é preferida pelo médico para registar a pressão arterial. O conhecimento preciso das variações anatómicas no padrão de ramificação da artéria braquial é útil para os cirurgiões vasculares. Com base no estudo anatómico, podem ser propostas novas abordagens diagnósticas e terapêuticas, pelo que as variações têm atraído a atenção de cirurgiões, cardiologistas, radiologistas, médicos e intervencionistas.

Comprimento da artéria braquial:

Gupta J.[18] et al dissecaram 20 cadáveres de um período de 2010 a 2012 e observaram que o comprimento médio da artéria braquial no lado direito era de 22,33 cm e no lado esquerdo era de 22,25 cm.

Patnaik VVG[20] et al., em 2002, efectuaram um estudo em cadáveres de 50 membros superiores para determinar o padrão de ramificação da artéria. Verificou-se que o comprimento médio da artéria braquial era de 26,29 cm e que se dividia nos seus ramos terminais a uma distância média de 2,99 cm distal à linha interepicondilar.

Bidarkotimath S.[24] et al. dissecaram 50 cadáveres e observaram que o comprimento da artéria braquial no sexo masculino variava entre 23 ± 8,64 cm (p= 0,819; t = 0,233), e no sexo feminino o comprimento da artéria braquial variava entre 22,65 ± 0,77 cm (p=0,819, t=0,233).

Chauhan K[45] et al. efectuaram um estudo ao longo de um período de 4 anos em 100 membros superiores de 50 cadáveres embalsamados e observaram que o comprimento médio da artéria braquial é de 22,22 cm desde o bordo inferior do redondo maior até à linha interepicondilar e desde a linha interepicondilar até à bifurcação o comprimento médio é de 2,34 cm. O comprimento total médio da artéria braquial é de 24,56 cm.

No presente estudo, foram estudados 60 cadáveres e verificou-se que o comprimento médio da artéria braquial era de 26,66 + 3,83 cm e 27,03 + 2,18 cm nos lados direito e esquerdo, respetivamente. O comprimento médio da artéria braquial desde a origem até à linha interepicondilar foi de 24,82 + 2,17 cm e 24,86 + 2,24 cm nos lados direito e esquerdo, respetivamente. O comprimento médio da artéria braquial desde a linha interepicondilar até à terminação foi de 2,25 + 0,72 cm e 2,15 + 0,67 cm, respetivamente, nos lados direito e esquerdo.

QUADRO 13: Comparação entre os estudos anteriores e o presente estudo

"X. Parâmetros Estudos		Comprimento da artéria braquial (cm)	Da origem ao ICL (cm)	Da ICL para Rescisão (cm)
Gupta J.[18] et al (2010) (cadavérico)	R	22.33	-	-
	L	22.25	-	-
Patnaik VVG[20] et al. (2002) (cadavérico)		26.29	-	2.99
Bidarkotimath S.[24] et al. (2012) (cadavérico)	M	23 + 8.64	-	-
	F	22.65 + 0.77	-	-
Chauhan[45] et al. (cadavérico)		24.56	22.22	2.34
Estudo atual	R	26.66 + 3.83	24.82 + 2.17	2.25 + 0.72
	L	27.03 + 2.18	24.86 + 2.24	2.15 + 0.67

Distância entre a margem medial (MM) da artéria braquial e o epicôndilo medial (ME) do úmero ao longo da linha interepicondilar:

No presente estudo, verificou-se que a distância média entre a margem medial da artéria braquial e o epicôndilo medial do úmero, ao longo da linha interepicondilar, era de 4,24 + 0,29 e 4,21 + 0,32 cm nos lados direito e esquerdo, respetivamente. O presente parâmetro não foi estudado por nenhum autor.

Distância entre a margem lateral (LM) da artéria braquial (BA) e o epicôndilo lateral (LE) do úmero ao longo da linha interepicondilar:

No presente estudo, verificou-se que a distância média entre a margem lateral da artéria braquial e o epicôndilo lateral do úmero era de 3,29 + 0,47 cm e 3,29 + 0,50 cm nos lados direito e esquerdo, respetivamente.

O presente parâmetro não foi estudado por nenhum autor.

Distância entre a origem da artéria braquial e a origem da artéria braquial profunda (ABP):

Bidarkotimath S.[24] et al. dissecaram 50 cadáveres e observaram que a distância média entre a origem da artéria braquial e a origem da artéria braquial profunda (ABP) era de 1,42 ± 0,84 cm nos homens e nas mulheres era de 1,23 ± 0,22 cm.

No presente estudo, a distância média entre a origem da artéria braquial e a origem da artéria braquial profunda foi de 2,81 + 1,04 cm e 2,82 + 0,97 cm nos lados direito e esquerdo, respetivamente.

QUADRO 14: Comparação entre o estudo anterior e o presente estudo

Parâmetro	Bidarkotimath S.[24] et al. (2012) (cadavérico)		Estudo atual	
A distância entre a origem do BA e a origem do	M	F	R	L
	1.42 ± 0.84	1.23 ± 0.22	2.81 + 1.04	2.82 + 0.97

PBA (em cm)				

Distância entre a origem da artéria braquial e a origem da artéria colateral ulnar superior:

Bidarkotimath S.[24] et al. dissecaram 50 cadáveres e observaram que a distância média entre a origem da artéria braquial e a origem da artéria colateral ulnar superior era de 10,79 ± 0,25 cm nos homens e 10,75 ± 0,18 cm nas mulheres.

No presente estudo, a distância média entre a origem da artéria braquial e a origem da artéria colateral ulnar superior foi de 9,47 + 2,17 cm e 9,59 + 1,90 cm nos lados direito e esquerdo, respetivamente.

QUADRO 15: Comparação entre o estudo anterior e o presente estudo

Parâmetro	Bidarkotimath S.[24] et al. (2012) (cadavérico)		Estudo atual	
A distância entre a origem do BA e a origem do SUCA (em cm)	M	F	R	L
	10.79 ± 0.25	10.75 ± 0.18	9.47 + 2.17	9.59 + 1.90

Distância entre a origem da artéria braquial e a origem da artéria colateral ulnar inferior:

Bidarkotimath S.[24] et al. dissecaram 50 cadáveres e observaram que a distância média entre a origem da artéria braquial e a origem da artéria colateral ulnar inferior era de 15,79 ± 0,23 cm nos homens e 15,77 ± 0,18 cm nas mulheres.

No presente estudo, a distância média entre a origem da artéria braquial e a origem da artéria colateral ulnar inferior foi de 18,19 + 2,37 cm e 18,51 + 2,41 cm nos lados direito e esquerdo, respetivamente.

QUADRO 16: Comparação entre o estudo anterior e o presente estudo

Parâmetro	Bidarkotimath S.[24] et al. (2012) (cadavérico)		Estudo atual	
A distância entre a origem da AB e a origem do IUCA (em cm)	M	F	R	L
	15.79 ± 0.23	15.77 ± 0.18	18.19 + 2.37	18.51 + 2.41

Diâmetro da artéria braquial:

Shoemaker JK[31] et al., em 1997, estudaram a resposta das artérias braquiais durante o exercício dinâmico rítmico. Mediram o curso temporal da alteração do diâmetro da artéria condutora com técnicas combinadas de eco e Doppler pulsado e descobriram que o diâmetro médio da artéria braquial era de 4,2 mm tanto no braço ativo como no braço inativo e que havia um ligeiro aumento do diâmetro após o

exercício no braço ativo, mas nenhuma alteração do diâmetro no braço inativo.
Kullo IJ[46] et al. realizaram um estudo com 441 participantes. O ultrassom de alta resolução foi utilizado para medir o diâmetro da artéria braquial. O diâmetro médio da artéria braquial foi de 3,71 + 0,70 mm.
Chami HA[47] et al. realizaram um estudo observacional transversal que incluiu 327 homens e 355 mulheres, com idades compreendidas entre os 42 e os 83 anos, do Framingham Heart Study do Sleep Heart Health Study. O índice de apneia-hipopneia derivado da polissonografia e o índice de hipoxemia (percentagem de tempo de sono com saturação de oxihemoglobina inferior a 90%) foram utilizados para quantificar a gravidade dos distúrbios respiratórios do sono (DRS). O diâmetro basal da artéria braquial foi significativamente associado tanto ao índice de apneia-hipopneia quanto ao índice de hipoxemia. Os diâmetros médios da artéria braquial foram de 4,32, 4,33, 4,33, 4,56, 4,53 mm para aqueles com índice de apneia-hipopneia < 1,5, 1,5-4,9, 5-14,9, 15-29,9, > 30, respetivamente.
Arnold JM[22] et al., em 1991, estudaram 45 doentes com uma vasta gama de gravidade clínica de insuficiência cardíaca congestiva (ICC) e compararam as medições não invasivas do diâmetro da artéria braquial, do fluxo e da velocidade da onda de pulso com 22 controlos normais de idade semelhante. Observaram que, na ICC, o diâmetro médio da artéria braquial era inferior ao dos controlos, ou seja, 4,07 + 0,10 mm versus 4,53 + 0,09 mm.
No presente estudo, o diâmetro médio da artéria braquial na sua origem foi de 4,40 + 0,50 mm e 4,29 + 0,41 mm nos lados direito e esquerdo, respetivamente. O diâmetro médio da artéria braquial na sua terminação foi de 4,07 + 0,48 mm e 3,98 + 0,43 mm nos lados direito e esquerdo, respetivamente.

QUADRO 17: Comparação entre estudos anteriores e o presente estudo

\ Parâmetros Estudos \		O diâmetro da artéria braquial (em mm)	O diâmetro da braquial na origem (em mm)	O diâmetro da braquial na terminação (em mm)
Shoemaker JK[31] et al. (1997) (eco e doppler combinados)		4.2	-	-
Kullo IJ[46] et al. (2002-2004) (sonográfico)		3.71 + 0.70	-	-
Arnold JM[22] et al. (1991) (doppler)		4,07 + 0,10 (grupo de estudo) 4,53 + 0,09 (grupo de controlo)	-	-
Estudo atual	R	-	4.40 + 0.50	4.29 + 0.41
	L	-	4.07 + 0.48	3.98 + 0.43

Diâmetro da artéria braquial profunda na sua origem:

Griffin L[48] et al. realizaram um estudo em 7 indivíduos com a utilização de técnicas de ultra-sons Doppler para medir o diâmetro da artéria braquial profunda. O diâmetro médio da artéria braquial profunda na sua origem foi de 1,2 mm em 4 indivíduos que estavam em repouso e de 1,5 mm em 3 indivíduos que foram submetidos a exercícios físicos.

No presente estudo, o diâmetro médio da artéria braquial profunda na sua origem foi de 1,66 + 0,53 mm e 1,58 + 0,48 mm nos lados direito e esquerdo, respetivamente.

QUADRO 18: Comparação entre estudos anteriores e o presente estudo

Parâmetro	Griffin L[48] et al. (2001) (estudo ultrassonográfico com doppler)		Estudo atual	
O diâmetro da artéria braquial profunda (em mm)	Em repouso	Físico exercício	R	L
	1.2	1.5	1.66 + 0.53	1.58 + 0.48

Diâmetro da artéria radial e da artéria ulnar na sua origem:

Fazan[49] et al. estudaram 25 cadáveres embalsamados do sexo masculino (21 do membro superior direito e 25 do membro superior esquerdo). Descobriram que o diâmetro médio da artéria radial direita e esquerda no pulso era de 3,1 ± 0,2 mm e 3,1 ± 0,2 mm, respetivamente, na presença de arco palmar superficial completo (CSPA), enquanto 2,6 ± 0,3 mm e 2,7 ± 0,2 mm, respetivamente, na presença de arco palmar incompleto. O diâmetro médio da artéria ulnar direita e esquerda foi de 2,5 ± 0,2 mm e 2,6 ± 0,1 mm, respetivamente, na presença de arco palmar superficial completo. Enquanto o diâmetro médio da artéria ulnar direita e esquerda foi de 2,6 ± 0,2 mm e 2,6 ± 0,2 mm, respetivamente, na presença de arco palmar superficial incompleto (ISPA).

Bilge[50] et al. estudaram 26 cadáveres embalsamados (26 do membro superior direito e 24 do membro superior esquerdo). Descobriram que o diâmetro médio da artéria radial direita e esquerda no pulso era de 3,50 ± 0,64 mm e 3,41 ± 0,65 mm, respetivamente, na presença de arco palmar superficial completo, enquanto 3,85 ± 0,84 mm e 3,55 ± 0,61 mm, respetivamente, na presença de arco palmar incompleto. O diâmetro médio da artéria ulnar direita e esquerda foi de 3,57 ± 0,75 mm e 3,59 ± 0,74 mm, respetivamente, na presença de arco palmar superficial completo. Enquanto o diâmetro médio da artéria ulnar direita e esquerda foi de 3,42 ± 0,30 mm e 3,55 ± 0,46 mm, respetivamente, na presença de arco palmar superficial incompleto.

Kohonen M.[51] et al., em 2005, examinaram 33 doentes relativamente ao diâmetro da artéria radial com ultrassonografia biplana e observaram que o diâmetro interno proximal da artéria radial no braço não dominante era de 3,06 + 0,63 mm (intervalo, 1,2-5,3 mm) e o diâmetro interno distal era de 3,25 + 0,72 mm (intervalo, 1,3-5,8 mm). Os valores correspondentes para o braço dominante foram 2,6 + 0,46 mm (intervalo, 0,93,06 mm) e 2,39 + 0,49 mm (intervalo, 1,0-3,5 mm).

Ashraf T.[52] et al. mediram o diâmetro interno da artéria radial e ulnar utilizando a

ecografia bidimensional e o exame Doppler em 251 doentes entre fevereiro e setembro de 2008. Verificaram que o diâmetro médio da artéria radial direita e esquerda era de 2,3 ± 0,4 mm e 2,2 ± 0,4 mm, respetivamente, e que o diâmetro médio da artéria ulnar direita e esquerda era de 2,4 ± 0,4 mm e 2,3 ± 0,3 mm, respetivamente.
Riekkinen HV[53] et al. mediram os diâmetros internos das artérias radial e ulnar no pulso em angiogramas post-mortem de 24 cadáveres. Verificaram que o diâmetro médio da artéria radial direita e esquerda era de 3,2 ± 0,5 mm e 3,0 ± 0,5 mm, respetivamente, e que o diâmetro médio da artéria ulnar direita e esquerda era de 2,5 ± 0,5 mm e 2,4 ± 0,5 mm, respetivamente.
Mansuroglu D.[35] et al., em 2002, realizaram um estudo angiográfico em 40 doentes, dos quais 30 foram incluídos no grupo de estudo e 10 foram incluídos como controlos. Verificaram que o diâmetro médio da artéria ulnar era de 2,9 ± 0,59 mm (variação de 2,1 - 4,8) no grupo de estudo e de 3,2 ± 0,8 mm (variação de 1,5 - 4,7) no grupo de controlo (p > 0,05).
No presente estudo, o diâmetro médio da artéria radial na sua origem foi de 2,40 + 0,47 mm e 2,26 + 0,41 mm nos lados direito e esquerdo, respetivamente. O diâmetro médio da artéria ulnar na sua origem foi de 2,98 + 0,49 mm e 2,92 + 0,44 mm nos lados direito e esquerdo, respetivamente.

QUADRO 19: Comparação entre estudos anteriores e o presente estudo

Parâmetro Estudos		O diâmetro da artéria radial (em mm)	O diâmetro da artéria ulnar (em mm)
Ashraf T.[52] et al (2008) (Ultrassonografia e Doppler)	R	2.3 ± 0.4	2.4 ± 0.4
	L	2.2 ± 0.4	2.3 ± 0.3
Fazan[49] et al (cadavérico)	R	3,1 + 0,2 (CSPA)* 2,6 + 0,3 (ISPA)**	2,5 + 0,2 (CSPA)* 2,6 + 0,2 (ISPA)**
	L	3,1 + 0,2 (CSPA)* 2,6 + 0,2 (ISPA)**	2,6 + 0,1 (CSPA)* 2,6 + 0,2 (ISPA)**
Bilge[50] et al (2005) (cadavérico)	R	3,50 + 0,64 (CSPA)* 3,85 + 0,84 (ISPA)**	3,57 + 0,75 (CSPA)* 3,42 + 0,30 (ISPA)**
	L	3,41 + 0,64 (CSPA)* 3,55 + 0,61 (ISPA)**	3,59 + 0,74 (CSPA)* 3,55 + 0,46 (ISPA)**
Mansuroglu D.[35] et al (2002) (angiográfico)			2,9 + 0,59 (no grupo de estudo) 3,2 + 0,8 (no grupo de controlo)
Riekkinen HV[53] et al (2002) (angiográfico)	R	3.2 ± 0.5	2.5 ± 0.5
	L	3.0 ± 0.5	2.4 ± 0.5
Estudo atual	R	2.40 + 0.47	2.98 + 0.49
	L	2.26 + 0.41	2.92 + 0.44

*Diâmetro da artéria no arco palmar superficial completo (CSPA). ** Diâmetro da artéria em arco palmar superficial incompleto (ISPA).

Variações:

Vatsala AR[13] et al., em 2013, efectuaram um estudo em 54 membros superiores de

ambos os sexos de cadáveres humanos adultos embalsamados. Observaram variações como a artéria braquial superficial (SBA) em 1 (1,9%) espécime, a artéria braquiorradial (BR) foi encontrada em 4 (7,4%) espécimes. A profunda braquial teve origem no tronco comum em 16 (29,6%) espécimes. Dos cinquenta e quatro, vinte e dois espécimes apresentaram um padrão de ramificação normal da artéria braquial.
Vandana R[14] et al., em 2012, efectuaram um estudo com 60 espécimes do membro superior. De 60 espécimes, 20 apresentaram as seguintes variações
A trifurcação da artéria braquial foi observada em 2 espécimes em que as artérias braquiais terminavam na fossa cubital em artérias radial, ulnar e recorrente radial. Foi observada uma divisão elevada da artéria braquial em 3 espécimes em que a artéria braquial se bifurcava no terço proximal do braço em artéria radial e ulnar. A origem alta da artéria radial (AOR) foi observada em 5 espécimes. Tinha origem no 1/^{3rd} proximal da artéria braquial, percorrendo superficialmente o braço, cruzando superficialmente o nervo mediano no meio do braço e seguindo o seu curso normal no antebraço. A artéria braquial superficial foi observada em apenas 1 espécime.
Sawant SP[15] em 2013 efectuou um estudo em 100 cadáveres embalsamados (90 homens e mulheres) e descobriu que a terminação de alto nível da artéria braquial se encontrava em 54 espécimes. A artéria braquial bifurcou na axila em 6 espécimes. A artéria braquial bifurcava-se na parte superior do braço em 12 espécimes, na parte média do braço em 8 espécimes e a artéria braquial bifurcava-se acima da fossa cubital na parte inferior do braço em 22 espécimes. A artéria braquial trifurcava em 6 espécimes. A artéria braquioulnar superficial em 1 espécime. Todas as variações eram unilaterais.
Hee-Jun Yang[16] et al., em 2008, dissecaram 154 cadáveres coreanos (94 homens e 60 mulheres) e descobriram a artéria braquial superficial (ABS) em 37 espécimes. A ocorrência unilateral foi observada em 16 cadáveres e a bilateral em 10 cadáveres.
Patnaik VVG[20] et al., em 2002, efectuaram um estudo em 50 membros superiores e descobriram variações em 26% dos casos. Estas variações foram observadas sob a forma de presença da artéria braquial superficial (em 6% dos membros), tronco comum para o ramo descendente anterior da artéria braquial profunda e artérias colaterais ulnares superiores em 1 caso. Apenas num caso, a artéria braquial se trifurcava em artérias radial, ulnar e recorrente radial.
Em 2012, Bidarkotimath S.[24] dissecou 50 cadáveres (100 membros superiores) e descobriu variações como a divisão elevada da artéria braquial em 2 casos e a origem elevada da artéria radial num caso.
Varlekar P.[25] et al., em 2013, efectuaram um estudo em 96 braços de 48 cadáveres embalsamados e encontraram uma maior divisão da artéria braquial unilateralmente no membro superior esquerdo de três homens (6,25%, n = 48).
Pulei A.[30] et al., em 2012, dissecaram cento e quarenta e quatro braços de 72 cadáveres de quenianos negros e descobriram que a artéria braquial profunda (ABP) surgia de um tronco comum com a artéria colateral ulnar superior em 1,7% dos casos.
Kachlik D[54] et al. efectuaram um estudo em 130 braços de cadáveres embalsamados recolhidos do Departamento de Anatomia, Terceira Faculdade de Medicina, Universidade Charles em Praga e descobriram que a incidência da artéria braquial superficial era de 5%.

Chauhan K[45] et al. efectuaram um estudo durante um período de 4 anos em 100 membros superiores de 50 cadáveres embalsamados e observaram que, em 19% dos casos, a artéria braquial profunda provinha de um tronco comum com a artéria colateral ulnar superior.

No presente estudo, 14 dos 120 (11,7%) membros apresentaram variação no padrão de ramificação da artéria braquial. Dos 120 membros, 3 (2,5%) membros apresentavam artéria braquial superficial (ABS), em 1 (0,9%) membro a artéria braquial estava ausente (AbBA), em 2 (1,7%) membros havia um tronco comum (TC) para a artéria braquial profunda (ABP) e a artéria colateral ulnar superior (ACS), em 1 (0.9%) havia uma bifurcação alta da artéria braquial (HBBA), em 4 (2,4%) membros havia a artéria braquiorradial superficial (SBRA), em 2 (1,7%) membros havia a artéria braquioulnar superficial (SBUA), em 1 (0,9%) membro havia uma trifurcação na qual a artéria braquial terminava em artéria radial recorrente, radial e ulnar.

QUADRO 20: Comparação entre estudos anteriores e o presente estudo

Estudos	Variações						
	AbBA	TC	HBBA	SBA	SBRA	SBUA	Trifurcação
Vatsala AR[13] et al (2013)	-	16(29.6 %)	-	1(1.9%)	-	-	-
Vandana R[14] et al. (2012)	-	-	3(5%)	1(1.7%)	-	-	2(3.3%)
Sawant SP[15] et al. (2013)	-	-	54(27%)	-	-	1(0.5%)	6(3%)
Hee-Jun Yang[16] et al. (2008)	-	-	-	37(12.01 %)	-	-	-
Patnaik VVG[20] et al. (2002)	1	1(0.5%)	-	3(6%)	-	-	1(0.5%)
Pulei A.[30] et al. (2012)	-	2(1.7%)	-	-	-	-	-
Kachlik D[54] et al.	-	-	-	6(5%)	-	-	-
Chauhan K[45] et al.	-	19(19%)	-	-	-	-	-

Varlekar P.[45] et al. (2013)	-	-	3(6.25%)	-	-	-	-
Bidarkotimath [24] et al. (2012)			2				
Estudo atual	1(0.9 %)	2(1.7%)	1(0.9%)	3(2.5%)	4(3.4%)	2(1.7%)	1(0.9%)

7 RESUMO E CONCLUSÕES

RESUMO E CONCLUSÕES

A artéria braquial é uma estrutura clinicamente muito importante. A artéria braquial situada no braço tem sido de grande interesse para os cirurgiões, cirurgiões vasculares, médicos, ortopedistas e radiologistas. O conhecimento dos dados morfométricos pode ser útil para intervenções diagnósticas e terapêuticas. Este estudo foi realizado com o objetivo de medir várias dimensões da artéria braquial e dos seus ramos principais em cadáveres. Foram utilizados 60 cadáveres adultos neste estudo. Após a exposição da artéria braquial, foram registadas as medidas morfométricas, como o comprimento da artéria braquial, as distâncias dos pontos de origem dos seus ramos à origem da artéria braquial, os diâmetros, a distância da artéria braquial aos pontos anatómicos e as variações. Os dados foram registados de forma sistemática. Os dados recolhidos foram depois analisados.

Resumo:

- O comprimento médio da artéria braquial foi de 26,66 + 3,83 cm e 27,03 + 2,18 cm nos lados direito e esquerdo, respetivamente. O comprimento mínimo do lado direito foi de 3 cm e o comprimento máximo foi de 31 cm. O comprimento mínimo do lado esquerdo foi de 22,5 cm e o comprimento máximo foi de 30,7 cm.

- O comprimento médio da artéria braquial desde a origem até à linha interepicondilar foi de 24,82 + 2,17 cm e 24,86 + 2,24 cm nos lados direito e esquerdo, respetivamente. O comprimento mínimo no lado direito foi de 20 cm e o comprimento máximo foi de 29,1 cm. O comprimento mínimo no lado esquerdo foi de 20 cm e o comprimento máximo foi de 29,2 cm.
- O comprimento médio da artéria braquial, desde a linha interepicondilar até à terminação, foi de 2,25 + 0,72 cm e 2,15 + 0,67 cm nos lados direito e esquerdo, respetivamente. O comprimento mínimo no lado direito foi de 1 cm e o comprimento máximo foi de 3,5 cm. O comprimento mínimo no lado esquerdo foi de 1 cm e o comprimento máximo foi de 3,4 cm.
- **A distância média entre a margem medial da artéria braquial e o epicôndilo medial do úmero ao longo da linha interepicondilar** foi de 4,24 + 0,29 cm e 4,21 + 0,32 cm nos lados direito e esquerdo, respetivamente. A distância mínima do lado direito foi de 3,6 cm e a máxima de 4,9 cm. A distância mínima no lado esquerdo foi de 3,1 cm e a distância máxima foi de 4,8 cm.
- **A distância média entre a margem lateral da artéria braquial e o epicôndilo lateral do úmero ao longo da linha interepicondilar** foi de 3,29 + 0,47 cm e 3,29 + 0,50 cm nos lados direito e esquerdo, respetivamente. A distância mínima no lado direito foi de 2,2 cm e a máxima de 4,4 cm. A distância mínima no lado esquerdo foi de 2,2 cm e a distância máxima foi de 4,6 cm.
- A distância média entre a origem da artéria braquial e a origem da artéria braquial profunda foi de 2,81 + 1,04 cm e 2,82 + 0,97 cm nos lados direito e esquerdo, respetivamente. A distância mínima no lado direito foi de 1 cm e a máxima de 4,2 cm. A distância mínima no lado esquerdo foi de 1 cm e a distância máxima foi de 4,5 cm.
- A distância média entre a origem da artéria braquial e a origem da artéria colateral ulnar superior foi de 9,47 + 2,17 cm e 9,59 + 1,90 cm nos lados direito e esquerdo, respetivamente. A distância mínima no lado direito foi de 2,5 cm e a

máxima de 14 cm. A distância mínima no lado esquerdo foi de 2,5 cm e a máxima de 12,5 cm.

- A distância média entre a origem da artéria braquial e a origem da artéria colateral ulnar inferior foi de 18,19 + 2,37 cm e 18,51 + 2,41 cm nos lados direito e esquerdo, respetivamente. A distância mínima no lado direito foi de 10 cm e a máxima de 22,7 cm. A distância mínima no lado esquerdo foi de 10 cm e a máxima de 22,4 cm.
- O diâmetro médio da artéria braquial na sua origem foi de 4,40 + 0,50 mm e 4,29 + 0,41 mm nos lados direito e esquerdo, respetivamente. O diâmetro mínimo no lado direito foi de 3,5 mm e o diâmetro máximo foi de 5,5 mm. O diâmetro mínimo no lado esquerdo foi de 3,5 mm e o diâmetro máximo foi de 5 mm.
- O diâmetro médio da artéria braquial na sua terminação foi de 4,07 + 0,48 mm e 3,98 + 0,43 mm nos lados direito e esquerdo, respetivamente. O diâmetro mínimo no lado direito foi de 3,1 mm e o diâmetro máximo foi de 5 mm. O diâmetro mínimo no lado esquerdo foi de 3,1 mm e o diâmetro máximo foi de 4,7 mm.
- O diâmetro médio da artéria braquial profunda na sua origem foi de 1,66 + 0,53 mm e 1,58 + 0,48 mm nos lados direito e esquerdo, respetivamente. O diâmetro mínimo no lado direito foi de 0,9 mm e o diâmetro máximo foi de 2,8 mm. O diâmetro mínimo no lado esquerdo foi de 0,9 mm e o máximo de
o diâmetro era de 2,5 mm.
- O diâmetro médio da artéria radial na sua origem foi de 2,40 + 0,47 mm e 2,26 + 0,41 mm nos lados direito e esquerdo, respetivamente. O diâmetro mínimo no lado direito foi de 1,5 mm e o diâmetro máximo foi de 3,8 mm. O diâmetro mínimo no lado esquerdo foi de 1,5 mm e o diâmetro máximo foi de 3,1 mm.
- O diâmetro médio da artéria ulnar na sua origem foi de 2,98 + 0,49 mm e 2,92 + 0,44 mm nos lados direito e esquerdo, respetivamente. O diâmetro mínimo no lado direito foi de 1,9 mm e o diâmetro máximo foi de 4,1 mm. O diâmetro mínimo no lado esquerdo foi de 2,2 mm e o diâmetro máximo foi de 4,1 mm.
- Em 14 dos 120 (11,7%) membros, houve variação no padrão de ramificação da artéria braquial. Dos 14 membros, 3 (21,4%) membros apresentavam a artéria braquial superficial (ABS), em 1 (7,1%) membro a artéria braquial estava ausente (ABBA), em 2 (14,3%) membros havia um tronco comum (TC) para a artéria braquial profunda (ABP) e a artéria colateral ulnar superior (ACS), em 1 (7.1%) havia uma bifurcação alta da artéria braquial (HBBA), em 4 (28,6%) membros havia a artéria braquiorradial superficial (SBRA), em 2 (14,3%) membros havia a artéria braquioulnar superficial (SBUA), em 1 (7,1%) membro havia uma trifurcação na qual a artéria braquial terminava em artéria radial recorrente, radial e ulnar.

BIBLIOGRAFIA

BIBLIOGRAFIA

1. Aznaouridis K., Kacharava AG, Consolini M, Zafari AM, Mavromatis K. Transbrachial Intra-Aortic Balloon Pumping for High-Risk Percutaneous Coronary Intervention. Am J Med Sci. 2011; 341(2): 153-156.

2. Yokoyama N, Takeshita S, Ochiai M, Koyama Y.,1 Satoshi Hoshino S., Isshiki T et al. Variações Anatómicas da Artéria Radial em Pacientes Submetidos a Intervenção Coronária Transradial. Catheterization and Cardiovascular Interventions 2000; 49: 357-362.

3. Hazlett J. W. A artéria ulnar superficial com referência à injeção intra-arterial acidental. Can Medical Association Journal 1949; 61: 289-293.

4. Cayatte A. J., Palacino J. J., Horten K., Cohen R. A. Chronic inhibition of nitric oxide production accelerates neointima formation and impairs endothelial function in hypercholesterolemic rabbits. Arterioscler Thromb Vasc Biol.1994; 14: 753-759.

5. Rudic R. D., Shesely E. G., Maeda N., Smithies O., Segal S. S., Sessa W. C. Direct evidence for the importance of endothelium-derived nitric oxide in vascular remodeling. J Clin Invest 1998; 101: 731-736.

6. Devansh M. S. Retalho da artéria ulnar superficial. Cirurgia Plástica e Reconstrutiva 1996; 97(2): 420-426.

7. Panicker J.B., Thilakan A., Chandi G. Artéria Ulnar: Um Relato de Caso de Origem e Curso Incomuns. J Anat. Soc. India 2003; 52(2): 177-179.

8. Rodrigues-Niedenfuhr M, Burton GJ, Deu J e Sanudo JR. Desenvolvimento do padrão arterial no membro superior de embriões humanos estadiados: desenvolvimento normal e variações anatómicas. J Anat 2001; 199:547-566.

9. Alvarez-Tostado JA, Moise MA, Bena JF, Pavkov ML, Greenberg RK, Clair DG, Kashyap VS. A artéria braquial: Um acesso crítico para procedimentos endovasculares. J Vasc Surge 2009;49(2): 378-385.

10. Angle N, Chandra A. A fístula autógena de duas fases da artéria braquial e da veia braquial para hemodiálise: Uma opção autógena alternativa para acesso à hemodiálise. J Vasc Surg 2005;42:806-10.

11. Okeson GC, Wulbrecht PH. A segurança da punção da artéria braquial para recolha de sangue arterial. Chest 1998; 114: 748-751.

12. D. Johnson, Healy J. C., Collins P. Upper arm. Gray's Anatomy: The Anatomical Basis of Clinical Practice. 40th ed. Londres, Churchill Livingstone, Elservier Ltd. 2008: 827-828.

13. Vatsala AR, Rajashekhar HV, Angadi AV, Sangam. Variação no padrão de ramificação da artéria braquial: Um estudo morfológico e estatístico. Int J Biol Med Res. 2013; 4(1): 2920-2923. (http://www.biomedscidirect.com/journalfiles/IJBMRF20131077/variationi nthebranching patternof brachial artery amorphologicaland statist icalstudy.pdf acedido a 12 de abril de 2013)

14. R. Vandana, NM Suresh, Lakshmi Prabha R, Pai Veena. Variação no curso e padrão de ramificação da artéria braquial. Anatomica Karnataka 2012; Vol-6(3): Página 42-48.

15. Sawant SP. Estudo da divisão da artéria braquial em 100 cadáveres. Revista Internacional de Ciências Analíticas, Farmacêuticas e Biomédicas 2013; 2(2): 1-4.

16. Hee-Jun Yang, Young-Chun Gil, Won-Sug Jung et al. Variações da artéria braquial superficial em cadáveres coreanos. J Korean Med Sci 2008; 23: 884-887.
17. Rodriguez-Niedenfuhr M., Vazquez T., Parkin I.G. and Sanudo J.R. Arterial patterns of the human upper limb: update of anatomical variations and embryological development. Eur J Anat 2003; 7(1): 21-28.
18. Gupta J., Jain R., Patil M. Um estudo da artéria braquial com divisão alta e o seu significado clínico. Revista Internacional de Bioensaios, 2012; 01(11): 116-118.
19. Patnaik V.V.G, Kalsey G., Singla Rajan K. Bifurcação da artéria axilar na sua 3ª parte - Relato de um caso. J Anat. Soc. India 2001; 50(2): 166-169.
20. Patnaik V.V.G, Kalsey G., Singla Rajan K. Branching pattern of brachial Artery-A Morphological Study (Padrão de ramificação da artéria braquial - Um estudo morfológico). J Anat. Soc. India 2002; 51(2): 176-186.
21. Ciervo A., Kahn M., Pangilinan AJ, Dardik H. Ausência da artéria braquial: Relato de uma variação humana rara e revisão das anomalias arteriais da extremidade superior. Journal of vascular surgery 2001; 33(1):191-194.
22. Arnold JM, Marchiori GE, Imrie JR, Burton GL, Pflugfelder PW et al. Função das grandes artérias em doentes com insuficiência cardíaca crónica. Estudos do diâmetro da artéria braquial e da hemodinâmica. Journal of the American heart association 1991; 84:2418-2425.
23. Avdar SC, Zeybek A., Bayramicli M. Variação rara da artéria axilar. Anatomia Clínica 2000;13: 66-68
24. Bidarkotimath S., Avadhani R., Kumar A. Um estudo anatómico do padrão primário das artérias do membro superior com relevância para as suas variações. Nitte University Journal of Health Science 2012; 02(1): 8-14.
25. Varlekar P, Chavda H, Kubavat D, Nagar S, Saiyad SS, Lakhani C. Bifurcação superior da artéria braquial com trajeto superficial da artéria radial no antebraço: Um relatório de estudo. Int J Med Sci Saúde Pública 2013; 2:709-712.
26. Das S., Othman F., Suhaimi FH, Latiff AA. Comunicação arteriovenosa congénita no braço: um estudo cadavérico. Jornal Romeno de Morfologia e Embriologia 2008; 49(3): 421-423.
27. Teli C., Kate NN, N. Paarthipan. Alta divisão e variação no padrão de ramificação da artéria braquial. Journal of Dental and Medical Sciences.2013; 3(6): 68-70.
28. Sawant SP, Shaikh ST., More RM. Estudo da artéria braquial profunda dupla. Int J Med Pharm Sci, 2012; 03 (04): 7-10.
29. Noditi GH, Bratu T, Iacob N., Avram I., Ples H. Artéria radial superficial: Relato de caso utilizando angiografia por TCMD. Journal of Experimental Medical & Surgical Research.2011; 4: 202-205.
30. Pulei A., Ongeti K., Inyimili M., Ogeng'o J. Anatomia cirúrgica da artéria braquial profunda. Jornal de Anatomia de África, 2012; 1(1): 20-23.
31. Shoemaker JK, MacDonald M.J., Hughson R.L. Time course of brachial artery diameter responses to rhythmic handgrip exercise in humans. Cardiovascular Research 1997; 35: 125-131.
32. Bolla SR, Kumar SJ., Roy S., Pamidi N., Jetti R. Padrão de ramificação incomum da artéria braquial com arco palmar superficial anormal. Faculdade de Medicina de Melaka Manipal, Universidade de Manipal, Manipal 2012:53-55

33. N. Komala, N. Aruna. Uma artéria comunicante entre a artéria axilar e a radial - um relato de caso. Revista nacional de anatomia clínica 2012; 1(2): 102105.
34. Bin N., Yu-jie Z., Guo-zhong L., Dong-mei S., Jian-long W. Estudo clínico das variações anatómicas arteriais para o procedimento coronário transradial na população chinesa. Chinese Medical Journal 2009; 122(18): 2097-2102.
35. Mansuroglu D., Omeroglu SN, Goksedef D., Izgi A., Kirali K, Ipek G. et al. A Colheita da Artéria Radial Causa Alguma Alteração na Circulação Frontal Durante o Período Pós-Operatório? Um Estudo Angiográfico. Anadolu Kardiyol Derg 2004; 4: 149-152.
36. Yilmazkaya B., Gurkahraman S., Yondem OZ, Hijazi A., Algin IH., Yesilay A. Vantagens da canulação da artéria braquial superior na cirurgia da aorta. Asian cardiovascular and thoracic annals 2013:1-7.
37. Panicker J.B., Thilakan A., Chandi G. Artéria Ulnar: Um Relato de Caso de Origem e Curso Incomuns. J Anat. Soc. India 2003; 52(2): 177-179.
38. Singla RK, Lalit M. Superficial Brachial Artery with a High Origin of Profunda Brachii and Common Interosseous Artery: Relato de um caso. Jornal de Pesquisa Clínica e Diagnóstica. 2011; 5(3): 628-630.
39. Jelev L., Georgiev GP. Um caso raro de artéria mediana superficial de origem braquial alta: considerações anatómicas e clínicas da artéria braquiomediana superficial. Revista internacional de anatomia experimental e clínica 2010; 5: 39-43.
40. Ardakani JV, Vahedian M, Nabavizadeh F. Aneurisma da artéria braquial após muleta axilar. Crescente Vermelho do Irão Med J 2011; 13(4): 285-286.
41. Lee JY, Kim H, Kwon H, Jung SN. Rutura tardia de um pseudoaneurisma na artéria braquial de um paciente de reconstrução de queimaduras. Jornal Mundial de Cirurgia de Emergência 2013; 8: 21.
42. Reigstad O., Thorkildsen R., Grimsgaard C., Reigstad A., Rokkum M. Fracturas Supracondilianas com Insuficiência Circulatória Após Redução, Fixação com Pinça e Encravamento da Artéria Braquial: Excelentes Resultados Mais de 1 Ano Após Exploração Aberta e Revascularização. J Orthop Trauma 2011; 25(1): 26-30.
43. Kim JYS, Buck DW, Forte AJV, Subramanian VS, Birman MV, Schierle CF et al. Factores de Risco para Síndrome de Compartimento em Lesões Traumáticas da Artéria Braquial: An Institutional Experience in 139 Patients. Journal of Trauma. 2009; 67(6): 1339-1344.
44. Karamursel S, Bagdath S, Demir Z, Tuccar E., Celebioglu S. Utilização da pele do braço medial como retalho livre. Plast. Reconstr. Surg. 2005; 115(7): 2025-2031.
45. Chauhan K, Udainia A, Bhatt C, Patil D, Patel V e Prajapati B. Estudo morfológico da variação no padrão de ramificação da artéria braquial. Revista internacional de ciências médicas básicas e aplicadas 2013; 3(2): 1015.
46. Kullo IJ, Malik AR, Bielak LF, Sheedy PF, Turner ST, Peyser PA. O diâmetro da artéria braquial e a resposta vasodilatadora à nitroglicerina, mas não a dilatação mediada pelo fluxo, estão associados à presença e quantidade de cálcio na artéria coronária em adultos assintomáticos. Clinical Science 2007; 112:175-182.
47. Chami H. A., Keyes M. J., Vita J. A., Mitchell G. H., Larson M. G., Fan S. et al. Brachial artery diameter, blood flow and flow mediated dilation in sleep-disorderd breathing. Vascular medicine 2009; 14: 351-360.
48. Griffin L, Garland S.J., Ivanova T, Hughson R. L. Blood flow in the triceps brachii

muscle in humans during sustained submaximal isometric contractions. Eur j appl physiol 2001; 84: 432-437.
49. Fazan V. P. S.,Borges C. T., Da Silva J. H., Caetano A. G., Filho O. A. R. Arco palmar superficial: estudo do diâmetro arterial. J. Anat. 2004; 204: 307-311.
50. Bilge O., Pinar Y., Ozer M.A., Govsa F., A morphometric study on the superficial palmar arch of the hand. Surg Radiol Anat 2006; 28: 343-350.
51. Kohonen M, Teerenhovi O, Terho T, Laurikka J, Tarkka M. Artéria radial não colhível. Um problema bilateral? Eur J Cardiothorac Surg 2008; 7: 797-800.
52. Ashraf T., Panhwar Z., Habib S., Memon M. A., Shamsi F., Arif J. Tamanho da artéria radial e ulnar na população local. J Pak Med Assoc 2010; 60(10): 817-819.
53. Riekkinen H. V., Karkola K. O., Kankainen A. A artéria radial é maior do que a ulnar. Ann Thorac Surg 2003; 75: 882- 884.
54. Kachlik D., Konarik M., Baca V., Padrões vasculares do membro superior: um estudo anatómico com ênfase na artéria braquial superficial. Bosnian journal of basic medical sciences 2011; 11(1): 4-10.

ANEXO

ANEXO 1- PROFORMA

PROFORMA DO CASO

UM ESTUDO DA ARTÉRIA BRAQUIAL EM CADÁVERES

Número do cadáver: Sexo: Data:

Sr. Não.	Parâmetros	Medições	
		Certo	Esquerda
1	O comprimento da artéria braquial desde a origem até à sua terminação		
	a) Da origem à linha interepicondilar		
	b) Da linha interepicondilar à terminação da artéria braquial		
2	Para medir a distância entre a margem medial da artéria braquial e o epicôndilo medial do úmero ao longo da linha interepicondilar		
3	Para medir a distância entre a margem lateral da artéria braquial e o epicôndilo lateral do úmero ao longo da linha interepicondilar		
4	Para medir a distância entre a origem da artéria braquial e a origem da artéria braquial profunda		
5	A distância entre a origem da artéria braquial e a origem da artéria colateral ulnar superior		
6	A distância entre a origem da artéria braquial e a origem da artéria colateral ulnar inferior		
7	O diâmetro da artéria braquial na sua origem		
8	O diâmetro da artéria braquial na sua terminação		
9	Medir o diâmetro da artéria braquial profunda na sua origem		
10	Para medir o diâmetro da artéria radial na sua origem		
11	Para medir o diâmetro da artéria ulnar na sua origem		
12	Registar as eventuais variações		

INVESTIGADOR PRINCIPAL

ANEXO 2-
GRÁFICO-MESTRE

CHAVE DA CARTA MAGNA

R- Direito
L- Esquerda
M- Homem
F- Mulher
BA- Artéria braquial
ICL- Linha interepicondilar
MM da BA - Margem medial da artéria braquial
LM da BA - Margem lateral da artéria braquial
PBA- Artéria Profunda braquial
AACS - Artéria colateral ulnar superior
ACIU- Artéria colateral ulnar inferior
AR- Artéria radial
UA- Artéria ulnar
ARS- Artéria braquioradial superficial
SBUA - Artéria braquioulnar superficial
AbBA- Artéria braquial ausente
HBBA- Bifurcação alta da artéria braquial
SBA- Artéria braquial superficial
TC - Tronco comum da artéria braquial profunda e artéria colateral ulnar superior
N-Não
cm- centímetro
mm- milímetro

Sr. No.	Sex	PARAMETERS																											
		Length of BA from Origin to termination						Distance between MM of BA & Medial epicondyle along ICL (cm)		Distance between LM of BA & lateral epicondyle along ICL(cm)		Distance between origin of BA & origin of PBA (cm)		Distance between origin of BA & origin of SUCA (cm)		Distance between origin of BA & origin of IUCA (cm)		Diameter of BA at its origin (mm)		Diameter of BA at its termination (mm)		Diameter of PBA at its origin (mm)		Diameter of RA at its origin (mm)		Diameter of UA at its origin (mm)		Variations	
		Origin to ICL (cm)		ICL to termination (cm)		TOTAL																							
		R	L	R	L	R	L	R	L	R	L	R	L	R	L	R	L	R	L	R	L	R	L	R	L	R	L	R	L
1	M	28	27	1.5	2	29.7	29	3.6	3.5	3.2	3.3	2	3	4	5	18.5	22	4.7	3.8	4.5	3.5	1.5	1.9	2.2	1.9	2.5	2.5	N	N
2	M	25	24	2	2	27	27	3.6	3.5	3	3.1	2	2.5	4	6.5	21	20	3.8	3.8	3.5	3.5	2.2	1.9	2.2	1.9	2.5	2.8	N	N
3	M	28	27	3	2.5	31	29.5	4.1	4	3.5	3.6	3.8	4	8	7.2	21.8	20.7	5	4.8	4.7	4.4	2.5	2.2	3.1	2.8	3.8	3.1	N	N
4	M	26.5	27	2.5	2	29	29	4	3.8	3.2	3.4	4.2	4	7	8.2	19	21.5	5	4.7	4.7	4.4	2.8	2.5	3.1	2.8	3.5	3.1	N	N
5	M	25	24.5	2.5	2.7	27.5	27.2	4.2	4.2	3	3.1	2.7	3	5.2	7.2	18.2	17.5	5.4	5	5	4.7	2.5	2.2	2.2	1.9	2.8	2.8	SBRA	N
6	M	24.5	24	1.5	2	26	26	4.3	4.2	3.1	3.2	4	4.2	10	8	18	19	3.5	3.8	3.1	3.5	1.9	2.2	2.5	2.2	2.8	3.1	N	N
7	M	26.5	27.5	3	2	29.5	29.5	4.5	4.1	3.3	3.7	4.1	3.2	11.4	9.3	22.7	22.4	5	4.7	4.7	4.4	2.8	2.5	3.1	2.8	3.5	3.1	N	N
8	F	24.2	24.5	2	1.5	26.2	26	3.8	3.8	2.7	2.7	1.5	1.2	7	4.1	17	16.8	4.7	4.7	4.4	4.4	1.9	1.9	2.2	2.2	2.8	2.8	SBRA	SBRA
9	M	21	20.7	2.5	2.3	23.5	23	4.1	4	3.4	3.6	4	3.6	7.5	7	16	15	4.4	4.7	4.1	4.4	2.2	1.9	3.1	3.1	3.9	4.1	N	N
10	M	21	21	2.5	3	23.5	24	3.9	3.1	3.8	4.6	3	2.5	9	7.5	16	17.3	5	4.7	4.4	4	1.9	2.5	2.8	2.7	4.1	4	N	N
11	M	22	21.3	2.7	2.5	24.7	23.8	4.2	4.2	3	3	2.7	2.8	8.5	8.2	17.5	18	4.1	4.1	3.8	3.8	2.2	1.9	2.8	2.2	3.1	2.8	Trifurcation	N
12	M	23.2	25	3.2	2	26.4	27	4	4.1	4.1	3.9	3.6	4.5	7.8	12	17.8	16	4.1	4.4	3.8	4.1	1.5	1.5	2.5	1.9	3.5	3.8	N	N
13	M	24.5	25	1.5	2	26	27	4.6	4.5	2.8	2.9	4	4.1	14	10	19	20	4.1	3.8	3.8	3.5	1.5	1.9	2.8	2.2	3.1	2.8	N	N
14	M	23.8	23.5	1	1.5	24.8	25	4.9	4.8	3.3	3.4	1.5	1.4	10.7	10.6	15.8	16	4.7	4.1	3.8	3.8	2.8	1.9	2.8	2.5	3.1	2.2	N	N
15	M	23.5	23	2.5	2.5	26	25.5	4.4	4.5	2.5	2.4	1	1.2	2.5	2.5	10	10	3.5	3.5	3.1	3.1	1.9	1.9	1.5	1.5	2.2	2.2	SBRA	N
16	M	21.2	22.8	1.5	1	22.7	23.8	4.2	4.3	3.8	3.7	1.8	1.7	10.8	10.8	16.9	17	5.4	5	4.7	4.7	2.2	2.5	3.8	3.5	4.1	3.8	N	N
17	M	20	20	2.5	2.5	22.5	22.5	4.2	4.3	3.8	3.7	2	3	9	8.9	16.2	16.3	4.4	4.1	4.1	3.8	1.9	1.2	3.1	3.1	3.8	2.8	N	N
18	M	23	23.5	2.6	3	25.6	26.5	3.8	3.9	4	4	3.2	1.5	7	8.2	17.2	16	3.5	3.5	3.1	3.1	1.9	2.2	2.2	2.5	3.5	3.1	N	N
19	M	25	25	3.5	3	28.5	28	3.8	3.9	4	3.8	3	2.5	9	10.7	20	19	4.4	4.4	4.1	4.1	2.2	1.9	2.8	2.8	3.8	3.8	N	N
20	M	22.5	22.4	3.5	3.4	26	25.8	4.1	4	3.8	3.9	2.5	2.8	10.2	10.3	11.2	18	3.8	3.8	3.5	3.5	1.2	1.5	2.2	2.2	2.8	2.8	N	N
21	M	22	22	2.5	3	24.5	25	4.2	4.3	3.8	3.6	1.2	2.4	10.5	10.7	15.6	15.8	4.1	4.1	3.8	3.8	1.9	1.9	2.2	2.2	2.8	2.8	N	N
22	M	-	23	-	1.5	-	24.5	-	4.5	-	2.8	-	2	-	9	-	17.5	-	4.1	-	3.8	-	1.5	2.8	2.2	3.1	2.8	AbBA	N
23	M	23	23	3.5	3	26.5	26	3.9	4	3.6	3.6	1.2	1.5	10.6	10.7	15.9	15.8	3.8	3.8	3.5	3.5	1.5	1.2	2.2	2.2	2.8	2.8	N	N
24	M	24	24	3	3.1	27	27.1	4.5	4.4	3.9	4	1.9	1.8	10.1	10.7	17.1	16.9	3.8	3.8	3.5	3.5	1.9	1.9	2.2	2.2	3.1	3.1	N	N
25	M	22.9	23.1	2	2.5	24.9	25.6	4.4	4.5	3.8	3.9	1.8	1.9	11.6	11.4	16	17.2	4.4	4.4	4.1	4.1	1.5	1.5	1.9	1.9	2.8	2.8	N	N
26	M	23.5	22.6	1.2	2	24.7	24.6	4.2	4.3	3.8	3.6	1.3	2.3	10.8	10.6	16	16	4.7	4.7	4.4	4.4	1.2	1.5	1.9	1.9	2.5	2.5	N	N
27	M	24.5	24.2	2.5	2.7	27	26.9	4.6	4.6	3.2	3.3	2.6	2.5	11	10.6	18	17.8	4.4	4.4	4.1	4.1	1.5	1.5	1.9	1.9	2.5	2.8	N	N
28	M	26	25.2	3	3.2	29	28.4	4.4	4.3	3.1	3.1	2.4	2.8	11.7	11.5	20.2	19.8	4.4	4.7	4.1	4.5	1.9	1.2	2.2	2.5	2.8	3.1	N	N
29	M	25	25.5	3	2.5	28	28	4.2	4.3	2.8	2.6	2.8	2.9	8.8	9	19.2	20	4.4	4.4	4.1	4.1	1.5	1.2	1.5	1.9	2.5	2.5	N	N
30	M	22.2	22.3	1.5	1.5	23.7	23.8	4.2	4.1	2.8	2.6	3	4.1	9	10.1	16.5	15.6	4.7	4.4	4.4	4.1	1.5	1.2	2.2	1.9	3.1	3.1	N	N
31	M	24.2	24.4	1	1.5	25.2	25.9	3.6	3.6	2.2	2.2	1.5	1.7	7	10	20	20.2	3.8	3.8	3.5	3.5	1.2	1.9	1.9	2.2	1.9	2.2	SBUA	SBUA
32	M	24.2	24	1.5	2	25.7	26	4.3	4.4	3.1	2.9	3.2	2.8	8.9	9.5	17.2	16.4	4.1	4.1	3.8	3.8	0.9	1.2	2.2	1.9	3.5	3.5	N	N

Sr. No.	Sex	PARAMETERS																											
		Length of BA from Origin to termination						Distance between MM of BA & Medial epicondyle along ICL (cm)		Distance between LM of BA & lateral epicondyle along ICL(cm)		Distance between origin of BA & origin of PBA (cm)		Distance between origin of BA & origin of SUCA (cm)		Distance between origin of BA & origin of IUCA (cm)		Diameter of BA at its origin (mm)		Diameter of BA at its termination (mm)		Diameter of PBA at its origin (mm)		Diameter of RA at its origin (mm)		Diameter of UA at its origin (mm)		Variations	
		Origin to ICL (cm)		ICL to termination (cm)		TOTAL																							
33	M	21.2	21.2	1.5	1.5	22.7	22.7	4.1	4.2	2.8	2.7	1.7	1.8	10.8	10.6	15.5	16	4.1	3.8	3.8	3.5	1.2	0.9	2.2	1.9	3.1	2.8	N	N
34	F	23.9	23.8	3	3.1	26.9	26.9	4.2	4.3	3.1	3	3.4	4	10.3	10.7	16.4	15.7	3.8	4.1	3.5	3.8	1.2	1.2	1.9	1.9	2.8	2.5	N	N
35	M	24.5	24.1	1.5	1	26	25.1	4.6	4.3	2.7	3	2	2.5	7.8	8.2	17.8	18	5	4.7	4.7	4.4	1.9	1.9	2.5	2.5	3.1	3.1	N	N
36	M	26	26.2	2.5	2.6	28.5	29.1	4.1	3.8	4.4	4.4	2.5	2.3	8.9	9.2	18.2	18.4	4.7	4.7	4.4	4.4	1.5	1.5	1.9	1.9	2.5	2.8	N	N
37	M	27.2	27.4	2.5	2.5	29.7	29.9	4.4	4.5	3.7	3.6	4	3.5	10	11	19	20.1	4.1	4.4	3.8	4.1	1.5	1.2	1.9	2.2	2.8	3.1	N	N
38	M	28.2	29.2	1.5	1.5	29.7	30.7	4.4	4.3	3.7	3.6	3.9	4	10.2	10	20	21.2	4.7	4.4	4.4	4.1	0.9	1.2	2.5	2.2	2.8	2.5	N	N
39	M	-	25.5	-	1	3	26.5	-	4.2	-	2.6	-	1	-	12	-	20.5	3.8	4.1	3.5	3.8	-	1.2	2.2	1.9	2.8	2.8	HBBA	N
40	F	25.5	26.2	2.5	2.7	28	28.9	4.3	4.6	3.7	3.3	4.2	4.1	11.2	10.8	18.2	18	4.4	4.1	4.1	3.8	1.2	1.5	2.8	2.5	3.1	3.8	N	N
41	M	25.4	25.2	1.5	1.6	26.9	26.8	4.4	4.3	2.8	2.4	-	2	-	9.1	19.5	18.9	4.7	5	4.4	4.7	-	1.2	2.2	1.9	2.5	2.5	CT	N
42	M	27.2	27	2.5	3	29.7	30	4.4	4.5	3.6	3.6	4.1	4	9.2	9.5	21.2	20.5	4.1	3.8	3.8	3.5	1.2	0.9	2.8	2.2	2.5	2.8	N	N
43	M	29.1	29.2	1.5	1.5	30.6	30.7	4.7	4.6	2.6	2.7	3.5	3	10.2	10.5	20.5	22	5	4.7	4.7	4.4	1.9	1.2	2.2	2.8	3.1	2.5	N	N
44	M	27.2	26.5	2.5	2	29.7	28.5	4.5	4.6	2.7	3	3.9	4	11.2	12	20.2	21.2	4.4	4.1	4.1	3.8	1.2	1.2	1.9	2.2	2.5	2.5	N	N
45	M	26.5	27	3	2	29.5	29	3.9	4	3.3	3.1	3.5	3.3	11.5	12.5	20.5	22	4.1	4.1	3.8	3.8	1.2	1.2	2.2	1.9	2.8	3.1	N	N
46	M	28.2	29.2	1.5	1.5	29.7	30.7	4.4	4.3	3	3.2	3.9	4	10.2	10	20	21.2	4.7	4.4	4.4	4.1	0.9	1.2	2.5	2.2	2.8	2.5	SBA	N
47	M	25.7	25.5	1.5	1.4	27.2	26.9	4.2	4.2	3.4	3.5	3.5	3	10.2	10.5	18.5	19	4.4	4.4	4.1	4.1	1.2	1.5	2.5	2.2	3.1	2.8	N	N
48	M	24.2	24.4	1.2	1	25.4	25.4	4.2	4.1	2.8	3	1	-	10.4	-	17.5	18	4.7	4.7	4.4	4.4	1.5	1.2	1.9	1.9	2.2	2.5	N	CT
49	F	26.5	27	2.5	1.5	29	28.5	4.2	4	3.5	3.5	1.5	2	9.5	9.7	18.5	19	4.1	4.1	4.1	3.8	1.2	0.9	2.2	1.9	2.2	2.8	N	N
50	M	24.5	25	3	2.5	27.5	27.5	4.5	4.4	3.5	3.6	3.2	3	11.2	11.5	17.5	17.3	3.8	3.5	3.5	3.1	0.9	0.9	1.9	1.9	2.8	2.8	N	N
51	M	24.2	24.5	2.2	1.5	26.4	26	4.1	4.1	3.2	3.2	2.5	3	8	10	17.6	17.5	4.7	4.7	4.4	4.4	1.2	0.9	2.2	1.9	2.8	2.5	SBA	N
52	M	23	23	3.5	3	26.5	26	3.9	4	3.6	3.6	1.2	1.5	10.6	10.7	15.9	15.8	3.8	3.8	3.5	3.5	1.5	1.2	2.2	2.2	2.8	2.8	N	N
53	M	25.5	25.3	2	1.5	27.5	26.8	4.3	4.4	2.9	2.8	1.5	1	10	11	20	20.1	5.5	5	5	4.7	2.2	2.2	3.5	3.1	3.8	3.5	N	SBA
54	M	24.2	24	1.5	2	25.7	26	4.3	4.4	3.1	2.9	3.2	2.8	8.9	9.5	17.2	16.4	4.1	4.1	3.8	3.8	0.9	1.2	2.2	1.9	3.5	3.5	N	N
55	M	28.2	29.2	1.5	1.5	29.7	30.7	4.4	4.3	3.7	3.6	3.9	4	10.2	10	20	21.2	4.7	4.4	4.4	4.1	0.9	1.2	2.5	2.2	2.8	2.5	N	N
56	M	26.5	27.5	3	2	29.5	29.5	4.5	4.1	3.3	3.7	4.1	3.2	11.4	9.3	22.7	22.4	5	4.7	4.7	4.4	2.8	2.5	3.1	2.8	3.5	3.1	N	N
57	M	26	25.2	3	3.2	29	28.4	4.4	4.3	3.1	3.1	2.4	2.8	11.7	11.5	20.2	19.8	4.4	4.7	4.1	4.5	1.9	1.2	2.2	2.5	2.8	3.1	N	N
58	M	24.5	25	1.5	2	26	27	4.6	4.5	2.8	2.9	4	4.1	14	10	19	20	4.1	3.8	3.8	3.5	1.5	1.9	2.8	2.2	3.1	2.8	N	N
59	M	27.2	27	2.5	3	29.7	30	4.4	4.5	3.6	3.6	4.1	4	9.2	9.5	21.2	20.5	4.1	3.8	3.8	3.5	1.2	0.9	2.8	2.2	2.5	2.8	N	N
60	M	29.1	29.2	1.5	1.5	30.6	30.7	4.7	4.6	2.6	2.7	3.5	3	10.2	10.5	20.5	22	5	4.7	4.7	4.4	1.9	1.2	2.2	2.8	3.1	2.5	N	N

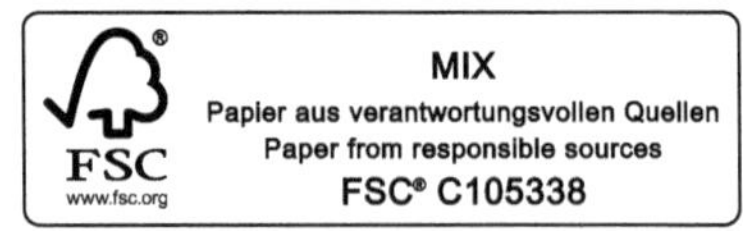

Printed by Books on Demand GmbH, Norderstedt / Germany